「中医文化青少年读本」

中医之本

阴阳五行·望闻问切

刘更生·张　蕾·张潇潇/著

山东城市出版传媒集团·济南出版社

图书在版编目（CIP）数据

中医之本：阴阳五行·望闻问切 / 刘更生，张蕾，张潇潇著. -- 济南：济南出版社，2017.4（2022.11重印）
（中医文化青少年读本）
ISBN 978-7-5488-2515-9

Ⅰ.①中… Ⅱ.①刘… ②张… ③张… Ⅲ.①中医学-青少年读物 Ⅳ.①R2-49

中国版本图书馆CIP数据核字（2017）第092171号

中医文化青少年读本：中医之本——阴阳五行·望闻问切
刘更生　张　蕾　张潇潇 / 著

出 版 人 / 崔　刚
策　　划 / 张　彤　张元立　匡建民
产品监制 / 陈高潮　于风华
产品运营 / 王忠青
责任编辑 / 戴梅海　朱　琦　范玉峰
责任校对 / 刘雅稚　董傲囡
装帧设计 / 戴梅海
音频编写 / 刘晓天
音频播音 / 蒋　伟

出版发行　济南出版社
地　　址　济南市二环南路1号250002
网　　址　www.jnpub.com
发行电话　（0531）67817923　86131701
　　　　　86131728　86131704
经　　销　各地新华书店

印　　刷　济南鲁艺彩印有限公司
成品尺寸　170×240毫米
印　　张　11.25
字　　数　160千字
版　　次　2017年4月第1版
印　　次　2022年11月第3次印刷
定　　价　39.00元

《中医文化青少年读本》专家委员会

（按姓名笔画排序）

前　言

中医药根植于中华文化的沃土，是中华文明的结晶。习近平主席强调，中医药学凝聚着深邃的哲学智慧和中华民族几千年的健康养生理念及其实践经验，是中国古代科学的瑰宝，也是打开中华文明宝库的钥匙。青少年是祖国的未来、民族的希望，是实现民族复兴梦的中坚力量。因此，让青少年掌握中医药文化的这把钥匙，进而传承和弘扬中华文化，是当代青少年教育的重要任务。

为贯彻《中医药发展战略规划纲要（2016—2030）》《中国的中医药》（国务院2016年白皮书）的精神，由山东省中医药界、教育界、出版界的专家、学者专门组成专家委员会和编委会，历经数次探讨论证，几易其稿，共同策划出版了《中医文化青少年读本》（全三册）。分别为：《中医之史——大医精诚·名家辈出》由世界中医药学会联合会医养结合专业委员会副会长、山东名中医药专家、山东大学附属山东省肿瘤医院匡建民主任医师担纲，以习近平主席总结的中华民族传统文化核心价值为指导思想，用深入浅出的语言讲述中医历史文化故事。通过历代名医的成长历程，彰显大医精诚、医者仁心的优秀传统，使青少年从中得到人生的启迪，从而引发对中医的热爱。《中医之本——阴阳五行·望闻问切》由中华中医药学会首席健康科普专家、山东中医药大学刘更生教授担纲，以中医对生命的认知为主线，用中医的整体观念、阴阳五行、病因、四诊、体质等根本理念，阐释了生命过程、身体结构、脏腑功能、生理活动等内容，并联系生活实际，讲明中医独特的整体观、诊病方法以及对健康的认识。构思匠心独运，内容生动有趣。《中医之术——本草方药·针灸推拿》由泰山学者、山东省中医药研究院孙蓉研究员担纲，依据食药同源理论，贴近生活，体现了中医药“未病先防，既病防变，瘥后防复”的理念。《中医文化青少年读本》（全三册）如同一棵大树，根入大地、主干清晰、树冠繁茂，完美地呈现出与中华优秀传统文化密不可分的联系。

本丛书作为山东省首套青少年中医药普及读本，得到了山东省中医药管理部门的大力支持。出版之时，恰逢《中华人民共和国中医药法》公布施行。习近平主席告诫我们，“靡不有初，鲜克有终”。我们将在丛书的基础上，采用多种展现方式，以大力弘扬中医药传统文化、尊古传承为己任，让更多的青少年在阅读中领略传统文化的魅力，在实践中体悟传统文化的精髓，在成长中不断汲取传统文化的营养，做“有根”的中国娃，做健康的中国人！

目录

第一章 / 认识中医　从生命开始

如果有人问："中医是干什么的？"很多人的回答可能是："治病的。"

这样的回答虽然没有错误，但并不全面。因为中医不仅能够治疗许许多多的病，还告诉我们应该怎样生活——包括饮食、睡眠、运动、避免伤害等，让我们尽可能地不生病或少生病。

因此，中医不仅仅是治病的医学，而且还是指导我们如何生活的一门学问——一门维护人的生命健康的大学问。数千年来，中医已经成为中国人生活的一部分，在我们的衣、食、住、行及语言中处处都有中医的影子。

我们要了解中医、认识中医、学习中医，首先要知道中医是怎样理解生命的。

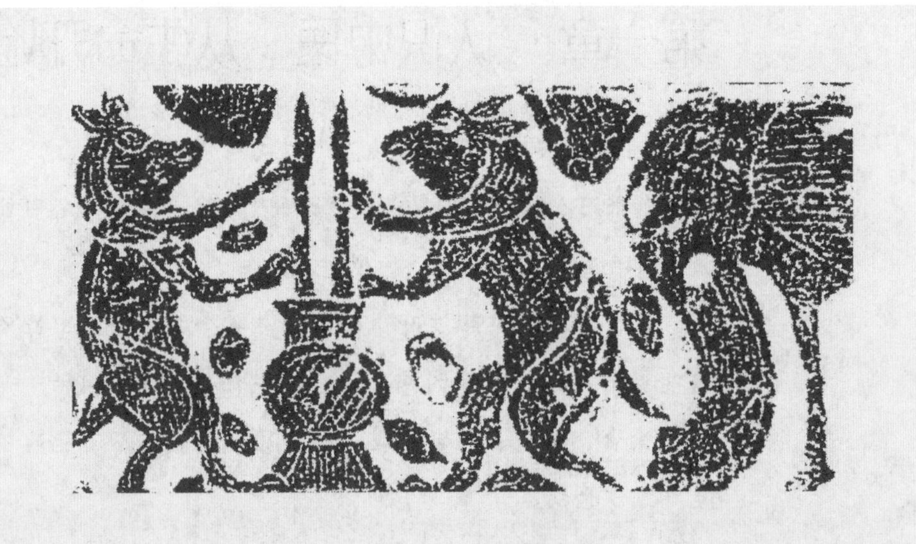

第一节　敬畏天地

中医学堂

关于人的生命起源，是个很高深的问题，可以说至今仍是个没有完全解开的谜。

对于人来说，“我们从哪里来”这是个总也绕不开的问题。虽然回答这个问题有很大的难度，但从古至今，人们一直没有放弃追寻答案。

在很久以前，就开始流传女娲抟土造人的神话传说。据说在天地开辟之初，

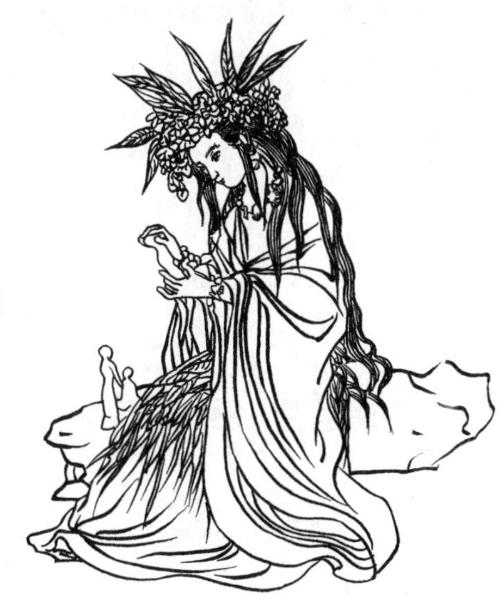

女娲造人图

大地上还没有人类，是女娲把黄土捏成她的模样，于是就造出了人。因为一个个地捏太慢了，她干脆就拿了根绳子放到泥浆中，然后举起绳子一甩，泥浆散落在地上，一下子就变成很多人。从那以后，人就在这个世界上繁衍开来。

神话传说虽然清楚地给出了一个答案，但谁都知道这是神话，也难以相信它的真实性和正确性。因此，人们仍然在继续追寻答案。

1. 人由天地孕育而成

经过长期深入思考，人们不再坚持“由神造人”的说法，而是提出了“天地造人”的观点。其中比较有代表性的是战国时期《管子》一书的看法。作者认为：人的灵性是苍天赋予的，形体是大地赋予的；灵性与形体相合，就形成了人。也就是说，人是由天地孕育而成的。因此，天地就是整个人类的父母。作者所说的天地，就是我们今天所说的大自然。

可见，古人早就明白一个道理，就是人和自然界的万物一样，都是由天地精华凝聚而成的，只是在万物之中，人最为高级罢了。

中国古代有本很著名的书叫《尚书》，这本书里明确地说，天地是万物的父母，而人是万物之灵。荀子比较了水火、草木、禽兽和人的特征，也认为人“最为天下贵”。他说：“水、火具有寒凉和温热之气却没有生命，草木有生命而没有知觉，禽兽有知觉却不讲道义；人有气、有生命、有知觉，而且讲道义，所以人是天下最为尊贵的。”

2. 中医也说人由天地所生

世界上有不同的医学，所有医学的根本使命都是维护生命健康，因此医学也十分关注生命起源这一重要命题。中医对这一问题的看法与中国古代“天地造人”的观点是一致的。

《黄帝内经》中反复强调，天地“为万物之父母”。《黄帝内经》的上半部《素问》中有一篇《宝命全形论》，说天地之间有万物，而万物“莫贵于人”，人由天地创造，随四季寒暑变化而生长。这个问题并不难理解，大家想想，人只要活着，就需要阳光和空气，人还要喝水、吃饭，如果离开了大自然提供的这些最基本的条件，人还怎么活呢?

3. 我们应该怎样对待自然

人离不开自然，离开了自然，就无法生存在这个世界上。因此，中国古代一直遵循的一个重要原则就是——敬畏天地!

敬天畏地，就是尊重自然规律，顺应自然界四季、寒暑、风雨、昼夜等变化，对于自然的各种变化，人应当要懂得顺应，而不可以任意违背。

人与自然相比是极其渺小的，这个道理是古人在长期观察和实践中感悟到的。尽管人在万物当中最为尊贵，但人也必须遵守自然界的规律，而不要超出自然的约束，更不能凌驾于自然之上。

即使在今天，人类虽然在认识自然和改造自然方面取得了很大进步，但这种认识还很不够，人要真正改变自然仍然是困难的。

中医书架

天高地厚

“不知天高地厚”，常常用来形容某些人骄狂无知和不自量力。那么，你知道天有多高，地有多厚吗？

古代的人只知道天很高，用了很多词来形容，但很难具体描述。今天，人类已观察到30个像银河这样的星系，能数出来的星团有3000多个，可以看到的像太阳一样的星有10万亿颗，最远的距离地球大约有200亿光年。这就是人类目前所知道的“天”的高度。

那地有多厚呢？经科学家测定，如果我们站在极地，地的厚度是12714公里；如果站在赤道，地的厚度是12757公里。

看过以上数据，你是否觉得人在大自然中其实是很渺小的呢？尽管今天人类已进入太空，但对于“天”的了解仍然是很有限的。

需要注意的是，古人虽然不清楚天的高度和地的厚度，但他们总是心怀对天地的敬意，而今天的人虽然知道得比古人清楚些，但一部分人对天地的敬意却少了许多，你说，这样对吗？

中医知识

整体观念

中医认为人是一个整体，而且人与自然、人与社会也有着非常密切的联系。这种观点叫作整体观念。

人体是由胚胎发育而成的一个完美的整体，五官、四肢、脏腑、皮毛、筋骨等一切，全都是相互联系的。我们说“牵一发而动全身”，就是这个道理。因此，中医有肝开窍于目、肺合皮毛、心与小肠相表里、肾主骨等理论。

人不能脱离自然和社会单独生存，自然环境、社会环境与人息息相关，自然环境和社会环境的变化对人的健康有十分重要的影响。

名言谚语

1. 天覆地载，万物悉备，莫贵于人。人以天地之气生，四时之法成。

——《黄帝内经·素问·宝命全形论》

2. 治病不如防病。

动动脑、动动手

想一想，我们每天需要从自然界中获取什么？计算一下，你一个月、一年、十年大约要消耗多少粮食，多少水？

第二节　以母为基　以父为楯

中医学堂

上一篇我们讲了整个人类的生命起源。但是，我们每个人的生命从哪里来？中医又是怎么说的呢？

1. 父母是生命之源

关于个体生命的形成，在《黄帝内经 · 灵枢 · 天年》篇里就开始讨论了。书中以黄帝与岐伯问答的形式，表明古人对生命的认识。岐伯认为，母亲的阴血和父亲的阳精相合形成了胚胎，从此以后，胎儿便在母亲腹中一天天长大。

父母不仅创造了生命，而且在一定程度上决定了后代的个子高矮、身体胖瘦、体质强弱以及寿命长短等，这就是禀赋。

我们的生命是父母赐予的，应当永远感恩父母！

2. 胚胎的发育

胚胎需要在母体中孕育成人，这个过程大约有十个月。常说的“十月怀胎”，指的就是这段艰辛的生命历程。

古人很早就开始观察胎儿在母腹中的发育情况，在唐代医家孙思邈《千金要方》中，载有北齐医家徐之才的《逐月养胎法》，那时对每个月份胚胎的形状特点的观察结果是：

妊娠一月始胚，即第一个月胚胎刚刚开始发育；二月始膏，即第二个月时胚胎是膏状的；三月始胞，即第三个月时由膏变为胞胎；四月形体成，即第四个月时已具备身形；五月能动，即第五个月时胎儿在母体里能活动，即胎动；六月筋骨立，即第六个月时胎儿的筋骨变得坚硬；七月毛发生，即第七个月时胎儿长出毛发；八月脏腑具，即第八个月时胎儿体内的脏腑已具备；九月谷气入胃，即第九个月时胎儿具有消化能力；十月诸神备，日满即产矣，即第十个月时胎儿发育成熟，日期到了就出生了。

后世还有医家将胚胎发育过程绘成图，就更加直观了。以上认识虽然不及后来西医胚胎学观察得那么精细，但别忘了，这可是一千多年前留下来的记载，那时有这样的认识已经很了不起了。

还有一点，我国古代计算年龄用的是“虚岁”，也就是把出生前的一年也计算在内。这种计算的意义在于，把胎儿当作正式的“人”看待，体现的是对生命的尊重。

3. 胎教

古人不仅重视胎儿的成长，而且很早就开始对胎儿进行教育——胎教。在司马迁的《史记》中就曾提到孕妇要“目不视恶色，耳不听淫声，口不出傲言”。

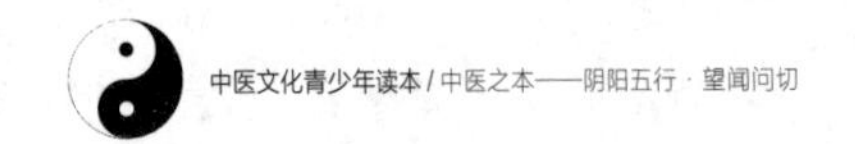

唐代孙思邈的《千金要方》专门列有《养胎论》一章，对孕妇的居住、饮食、行走、用药等提出要求，尤其是要“调心神，和性情”。文学家元稹更明确地说：“未生胎教，既生保教。”说明唐代对于胎教已经相当重视了。

到了明代，有位叫王履的医家，也是位画家和诗人，他总结了历代胎教的经验，写了一本名为《胎教》的书。

胎教，后来也叫优生。不过，近代的优生学，是在19世纪才提出来的。

中医书架

十月养胎法

十月养胎法，就是要按照胎儿在母体中的月份调理饮食居处，这是南北朝时期名医徐之才提出来的。虽然原书已经散佚，但这些内容被唐代医家孙思邈记录在《千金要方》中。例如：“妊娠一月名始胚，饮食精熟，酸美受御，宜食大麦，无食腥辛，是谓才正。”这些说法，至今仍有一定实用价值。

中医知识

天人合一

人生活在大自然当中，人的生命活动都要受到大自然的影响。大自然不仅提供了阳光、空气、粮食、水等物质条件，而且季节、昼夜、气候变化等也会影响人的健康。因此，人与大自然是融为一体的，一刻也不能分开。中医就是根据这样的原则来理解人的，认为人的生命离不开自然，人生病也与自然界的变化有关，在生活中要采取顺应自然、与大自然和谐相处的态度。这些都体现了天人合一的思想。

名言谚语

1. 天之在我者德也，地之在我者气也，德流气薄而生者也。故生之来谓之精，两精相抟谓之神。

——《黄帝内经·灵枢·本神》

2. 白露身不露，寒露脚不露。

动动脑、动动手

同学们，按照虚岁算一下，你今年多大了？

第三节　生命的特征：形神合一

中医学堂

“生命”一词在中国古代文献中很早就出现了，如《战国策·秦策》中就有“生命寿长”的话。

怎样才能使“生命寿长”呢？这要看对生命的认识和理解。

1. “形与神俱”，生命开始

尽管至今人们还不能彻底解开生命之谜，但对生命的根本特征，古人早就给出了一个解释，那就是“形神合一”，或者叫“形与神俱”。当父母的两精相合成为胚胎，在生命一开始的时候，人不仅有了形，而且具备了“神机”，呈现出的就是“形神合一”的状态。随着胚胎的发育，“形”逐渐演变成五脏、六腑、五官、四肢、血脉、筋骨、皮毛等有形的部分。而“神”则是这种变化的主宰，并且一直引导生命前行。从胚胎形成的那一刻起，再到出生以至最后生命结束，神一刻也没有离去。

2. 怎样理解“神”？

困难的是，中医所说的“神”不像形体那样容易感知，我们既看不见，也摸不着。不过，我们仍然能够体会和理解其存在。我们看一个人，如果身体状态好，常常表现为神采奕奕、神采飞扬、精神抖擞、双目有神，而身体状态不好，就会出现精神不振、没精神头、两目无神等。

再比如说，我们可以观察一盆鲜花和干花或人造的塑料花，区别在哪里呢？是的，鲜花是活的，活的就有神，而干花和塑料花就没有，尽管做得非常像。

当一个人死亡时，形体仍然完好，但生命已经结束，中医认为这就是形神分离。所以，中医一直强调“得神者昌，失神者亡”。

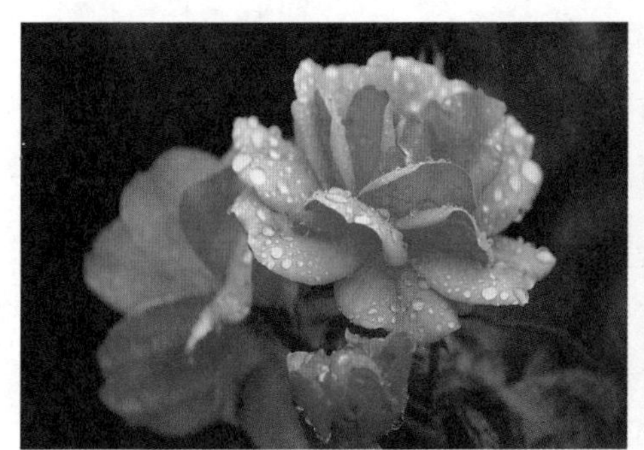
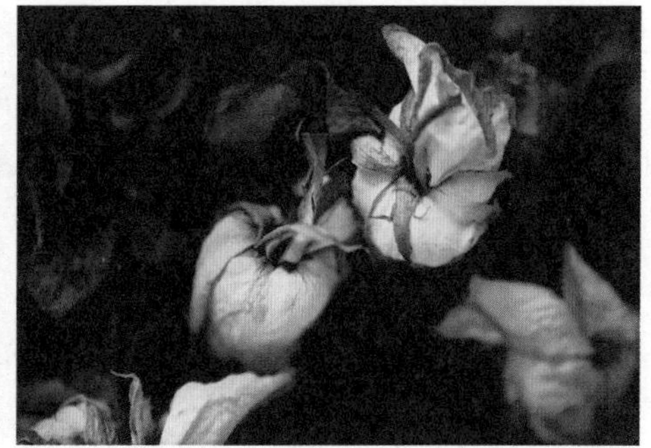

鲜艳的花朵和枯萎的花朵

3. 形神不分离

司马迁的父亲司马谈说过一段话，非常明确地说明了形神之间的关系：人有生命是因为有神，神依托形体而存在。神消耗多了就衰竭，形体过于劳累就会虚弱，形神相分离了人就死亡。关键是“死者不可复生，离者不可复反”，因此说，神是生命的根本，形体是生命的依托。

中医还将形神划分阴阳，形属阴，神属阳，形神协调就是阴平阳秘，形神分离就是阴阳离决。因此，中医防治疾病的出发点，都是围绕着如何使阴阳平和、如何维护形神合一而展开的。

中医书架

巧治“狂证”

在清代刘献廷写的《广阳杂记》中有这样一个故事：

明朝末年，有位名医叫袁体庵，是江苏高邮人。一次，有个书生考中了举人，因为兴奋过度而发狂，整天大笑不止，前来求袁体庵诊治。

袁体庵看过之后，非常吃惊地说：“哎呀，你的病很重啊！过不了几十天就会死去，我已经没办法给你治了，你赶快回家吧，回晚了恐怕都到不了家。你回去时要路过镇江，到了那里，一定要再请一位姓何的医生给你看看。”说完之后，袁体庵还写了一封信让他带上。

当这个举人来到镇江时，病却不知不觉地好了。但他不放心，还是去找到了那位何医生。何医生看过信后，也没说啥，就把信递给他看。

信中写道：这位举人因高兴过度而发狂，这种病用药和针灸效果都不好。我故意用死来吓唬他，让他的心情忧愁抑郁，这样就能抑制他的兴奋。我估计，等他到了镇江，病就应该好了。

病人看完信后，非常佩服。

中医知识

精、气、神

精、气、神，被称为人的“三宝”。中医学认为，人一定要有精气神。精是人体的精华物质，来源于先天，靠后天饮食滋养；气是人体生命活动的动力，人体内在与外在的活动都要靠气来推动；神指精神意识、感情思维等活动，也包括生命所表现出来的生机与活力。精、气、神三者密切相关，共同存亡，直接关系到生命状态。因此，中医特别重视对精、气、神的养护，认为只有精满、气足、神旺，身体才健康。

名言谚语

1. 出入废则神机化灭，升降息则气立孤危。故非出入，则无以生长壮老已；非升降，则无以生长化收藏。

——《黄帝内经·素问·六微旨大论》

2. 坐不歪头，睡不蒙头，走不低头。

动动脑、动动手

同学们，观察一下你身边的长辈、同学，看看他们的气色有什么不同。

第四节　天年——人的正常寿命

中医学堂

长寿，从古到今一直是人类的美好愿望。人，活多少岁才是正常的呢？

1.《黄帝内经》说百岁为天年

《黄帝内经》说每个人都应该“度百岁乃去”，就是说人都能够而且应该活到一百岁。《黄帝内经》称人活这个岁数为天年。天年也叫天寿，就是人的自然寿命。

这种说法在中国古代不乏其例，比如《左传》中认为：上寿一百二十岁，中寿一百岁，下寿八十岁。汉代的王充也说：“百岁之命，是其正也。”

2. 现代研究结果

现代科学家根据人的成长周期以及细胞有丝分裂周期、哺乳动物一般生长规律等推算，人的自然寿命应该是120年以上。

在今天的现实生活中，活过百岁的人可并不多。唐代诗人杜甫也曾感慨

“人生七十古来稀”。尽管当今我们的平均寿命超过了70岁，但仍然只是极少数的人才活过百岁，能够达到120岁则更少，这是为什么呢？

《黄帝内经》上说，人不能活到天年，主要是因为人的生活方式不够检点，比如饮食不规律、经常喝醉酒、作息没有规律、干什么事都由着自己性子等等。

3. 怎样活到天年

怎样才能长寿呢？《黄帝内经》告诉我们：一是法于阴阳（以阴阳为法则，顺应天地阴阳的变化），二是和于术数（生活中保持与自然、社会的和谐），三是食饮有节（饮食有规律、节制），四是起居有常（作息有规律），五是不妄作劳（过于劳累），按这样的原则生活，就能够保持“形与神俱”，达到“天年”。

古人在探求长寿的问题上，花了很多心思，积累了许多经验，概括起来说就是一整套的养生理念。尽管影响寿命的原因很多，但非常重要的一方面是个人的生活方式。因此，我们应该从小树立养生观念，把健康当成自己一件重要的事情，争取活得更长久，达到天年的目标。

中医书架

长寿年龄的称谓

喜寿：七十七岁。喜字草书，很像竖着写的“七十七”。

米寿：八十八岁。因“米”字拆开来刚好是数字“八十八”。

耄耋（mào dié）：指老年、高龄。耄，指八九十岁。耋，指七八十岁。

白寿：九十九岁。因“白”字乃“百”字去“一”。

期颐：一百岁。

茶寿：108岁。

中医知识

阴　阳

阴阳并不是中医的“专利”，而是中国古人对事物的一种认识方法。自然界中的事物，都有向阳的一面和背阴的一面，比如山坡、房屋等向阳的一面为阳，背阴的一面为阴。世间的事物无论多么复杂，都可以按照这个基本规律去分析，向阳的便温暖、明亮，背阴的则寒冷、晦暗。再进一步看，天为阳，地为阴；夏季为阳，冬季为阴；白天为阳，晚上为阴。总之，万物离不开阴阳，这就是古人对事物的基本看法。

名言谚语

1. 上古之人，其知道者，法于阴阳，和于术数，食饮有节，起居有常，不妄作劳，故能形与神俱，而尽终其天年，度百岁乃去。

——《黄帝内经 · 素问 · 上古天真论》

2. 德靠自己修，命靠自己留。

动动脑、动动手

了解一下，爷爷、奶奶、姥爷、姥姥的年龄是多少，和他们交流一下健康长寿方面的知识。

第五节 “平人”就是健康

中医学堂

人们理想的生命状态，一是长久地活着，一是健康地活着。因此，我们不仅经常祝福他人健康长寿，自己也希望这样。长寿，就是生命长久，达到天年。那什么是健康呢?

1. 健康的含义

健，是强健、健壮、强壮的意思。主要是指身体结实，强壮有力，动作敏捷。康，是安乐、安定的意思。此外，《尔雅》说“五达谓之康，六达谓之庄”，是说能通向五方的道路叫“康”，能通向六方的道路叫“庄”。人们常说的“康庄大道”，就是平坦宽广、四通八达的道路。

康的这个意思，对于我们理解身体健康很有帮助。比如我们的身体有气血，气血每时每刻都在运动，气血运行通畅，身体就健康。

再比如，我们的身体有四通八达的经络，也是要时刻保持通畅。如果经脉不通，或者络脉不畅，就会出现疼痛、麻痹等病变。

此外，我们的呼吸要通畅，进食要通畅，二便也要通畅。可见，“通”对于身体健康来说非常关键。

2. 什么是“平人”？

《黄帝内经》中把健康的人称为“平人”。什么是平人？平人就是平和的人，没有明显偏差的人。

平和，不仅是性格不急不躁，关键还要阴阳平和、气血平和、呼吸平和、语言平和、饮食平和、脉象平和、人与自然平和等等。各方面都是平和的，没有太过，也没有不及，人就是健康的。所以《黄帝内经》中明确指出：“平人者不病。”

反过来说，人有病就是身体不平和了。这个不平和，最终都可以用阴阳的不平和来概括，中医治病的根本目的就是调整阴阳的平衡，使身体达到阴平阳秘的状态。

中医书架

健　康

世界卫生组织（WHO）于1948年就提出健康的定义：“健康是一种体格上、精神上和社会适应上的完善状态，而不只是没有疾病或虚弱现象。”后来又对这一概念不断完善，最近又提出：“健康不仅是没有疾病，而且包括躯体健康、心理健康、社会适应良好和道德健康。”

中医知识

阴阳的关系

中国古代认为，任何事物都有阴和阳两个方面。但阴和阳的性质是相反的，比如一年当中，夏天是炎热的，属阳；冬天是寒冷的，属阴。阴和阳相互依存，谁也不能离开谁，这叫阴阳互根。阴阳也不是一成不变的，比如从夏天到冬天，就是阳消阴长的过程；从冬天到夏天，就是阴消阳长的过程。

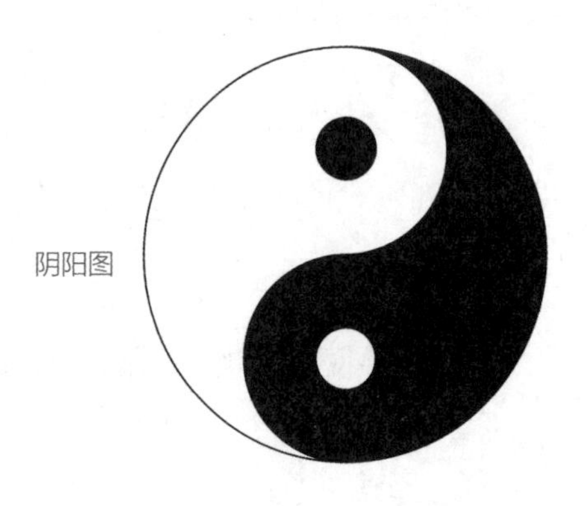

阴阳图

名言谚语

1. 阴平阳秘，精神乃治。

——《黄帝内经·素问·生气通天论》

2. 吃饭不要闹，吃饱不要跳。

动动脑、动动手

跟同学们交流一下对健康的理解。

第六节　危害健康的凶手——疾病

中医学堂

人人都不希望生病，但生病却又是很常见的事。俗话说：“人吃五谷杂粮，哪有不生病的。”意思是说生病往往难以避免，一般人都会有生病的经历。

1. 疾病会使身体出现痛苦或异常

生病，主要是身体感到痛苦或出现异常。痛苦是自己能够感受到的，比如疼痛、头晕、呕吐、憋闷，这就是所谓的“病痛”。

痛苦，一般会伴随异常状况的出现。主要是和自己平时比出现了异常，或者和别人比不一样了。比如最近两天发烧、咳嗽，或拉肚子，与自己的一般状态不一样，这种异常的出现往往就是疾病。

异常有时未必伴有痛苦等感受，比如有些小朋友发育迟缓，个子比同龄的小朋友矮了一截，如果还有智力、能力方面的差异，医学上也认为是疾病。

2. 疾和病

说到疾病，中国古代“疾”和“病”还有些区别。

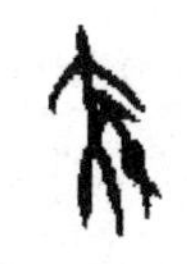
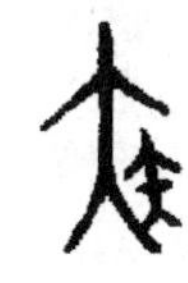
疾（甲骨文）　疾（金文）

“疾”这个字，在甲骨文里就有了，像一个人中箭的样子。箭伤也是种病，表示外伤轻病，遇到这种情况，就需要医生来医治了。

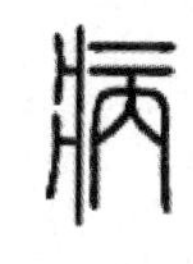
病（小篆）

与疾相比，“病”字出现得较晚，在小篆中才有这个字。《说文解字》中说：“病，疾加也。”意思是疾加重了就是病。古时，疾与病有轻重之别，如今二字基本相同，统称为“疾病”。

与疾、病意思相近的还有恙、疴等。恙一般也比较轻，人们常说“安然无恙”“别来无恙”。疴，或轻或重，轻者称“微疴”，重者称“沉疴”，久者称“陈疴”。

3. 医与醫

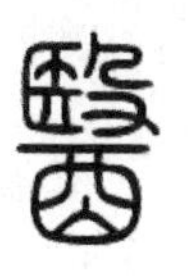
医（篆书）

有了疾病，就需要医治，所以很早以前就有医生了。我们看医生这个“医”字篆书是怎么写的，注意“医”里面也有个“矢”。《说文解字》说，“医”的意思是古代盛弓弩矢器的器具。这表明，早期的医生是能够处理一些外伤类疾病的。

“醫”字中，“酉”代表酒，酒在过去有许多医学方面的用途。比如饮酒能驱寒和止痛，外用能够消毒，古代甚至称酒为“百药之长”。

中医书架

无 恙

公元前206年，赵国国君惠文王去世，他的儿子赵丹接替了王位。由于新国君年纪小，朝政就由他的母亲赵威后负责处理。

有一次，齐王派使者带着信到赵国问候赵威后，威后还没有看信就问使者："岁亦无恙乎？民亦无恙乎？"意思是说，齐国的收成不错吧？老百姓平安吧？

齐国使者听了有些不高兴，说："我是齐王派来问候您的，您也不先问齐王，却先问收成和百姓，怎么能把低贱的放在前面，把尊贵的放在后面呢？"

威后微微一笑，说："不是的。如果没有收成，怎么会有百姓？如果没有百姓，又怎么会有君主？难道问候时可以舍弃根本而只问枝节吗？"

齐国使者听了，一时也说不出话来。

后来，"无恙"这个典故，就演变成"安然无恙"，用来表示人平安没有疾病。那么，"恙"是什么意思？为什么用"无恙"表示没有疾病呢？这还得从远古说起。

原始时代，我们的祖先不像现在这样有房子住，而是与禽兽一起居住在山林间。为了躲避洪水和猛兽的威胁，人们甚至把家安在树上。在树上住虽然能躲避洪水和猛兽，但还经常会被虫子咬。据《风俗通》说，过去有种有毒的虫叫"恙"，专门咬人，而且"善食人心"，有些可怕。所以，人们见了面会问："无恙乎？"意思是没有被"恙"咬着吧。

"恙"本来不是指疾病的，后来随着居住条件的改善，虫子少了，但人们仍习惯地问"有恙无恙"。

这便是"无恙"一词的来历。后来，朋友久别重逢，还会用"别来无恙"互相问候。

中医知识

阴阳与人体

从阴阳的角度看人体，男性为阳，女性为阴；上部为阳，下部为阴；体表为阳，体内为阴；背为阳，腹为阴；四肢外侧为阳，四肢内侧为阴。

脏腑相对于体表属阴，但就脏腑而言，仍可再分阴阳，即六腑为阳，五脏为阴。同样，体表的皮肉筋骨也可再分阴阳，即皮肉为阳，筋骨属阴。

可见，从阴阳的角度看人体，阴阳并不是固定的，这要看它与谁一起比较。

名言谚语

1. 夫上古圣人之教下也，皆谓之虚邪贼风，避之有时，恬惔虚无，真气从之，精神内守，病安从来？

——《黄帝内经·素问·上古天真论》

2. 先寒而衣，先热而解。

动动脑、动动手

同学们，你能说出几个和疾病有关的成语吗？和同学们比一比，看谁说得多。

第七节　从生到死

中医学堂

神龟虽寿，犹有竟时。

螣蛇乘雾，终为土灰。

老骥伏枥，志在千里。

烈士暮年，壮心不已。

盈缩之期，不但在天；

养怡之福，可得永年。

幸甚至哉，歌以咏志。

这首诗是曹操的《龟虽寿》。它向我们说明了一个道理，每个生命，都有从生到死的过程，这是任何人也无法超越的。自古至今，人类总是梦想跨越生死的界限，长生不老，但谁也没能实现。

1. 生、长、壮、老、已

从生到死，要经历哪些阶段呢？中医概括为生、长、壮、老、已五个主要阶段，这是生命进程的基本规律。

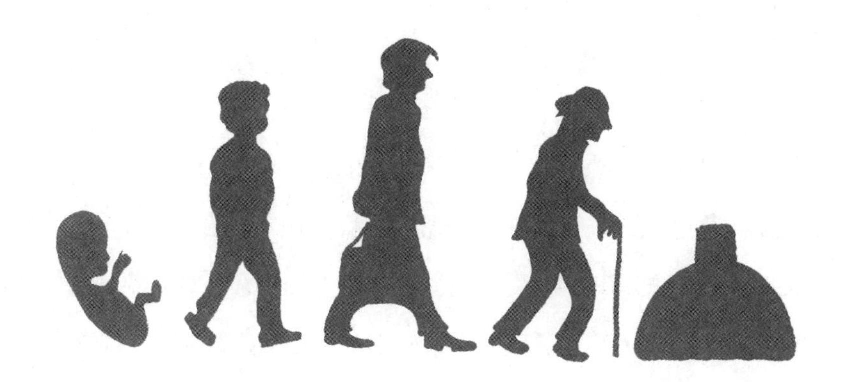

人生五阶段图

生，前面我们说过生命“以母为基，以父为楯”，父母两精相合，形成胚胎，生命就已经开始了。经过母亲十月怀胎，瓜熟蒂落，人就出生了。从孕育到出生，父母不仅给予了每个人生命，而且在一定程度上决定了体质、寿命等，中医称为禀赋。一个人的先天体质是他今后健康成长的重要基础。

长，出生后，人便开始成长。小的时候，要经过初生、乳儿、幼儿、幼童等阶段。七八岁时，身体逐步茁壮。一般女孩14岁，男孩16岁，人就基本长成了。人在成长的时候，形体还比较娇嫩，需要一定的呵护。

壮，身体长成后，逐步由青年进入壮年，生命处于最强盛的状态。这时，形体健壮，阴阳平和，身强而少病。

老，盛极则衰是事物发展的规律。随着身体壮盛到顶峰，人也开始变老，脏腑精气由盛而衰，人的精力、思维、形体等各个方面开始衰退。

已，就是死亡。中医认为死亡就意味着“形神分离”。虽然这一刻人们都不希望到来，但总是不可避免的，正如文天祥所说“人生自古谁无死”。

2. 与其担心死，不如好好活

从生到死，就是整个生命的过程。人人都会死，但一味担心死是没有用的，我们应该珍惜生命，关心怎样更好地活。

生命过程的长短，主要与先天禀赋、后天调养、自然与社会环境、疾病防治等因素有关。其中，后天调养就是个人的生活方式。据研究，生活方式对健康的影响超过了其他各项因素的总和，大约能占到60%。

那什么才是良好的生活方式呢？这在《黄帝内经》和历代医书中都有涉及，属于中医养生的知识。

中医书架

人身似一小天地

人禀天地之气以为生，故人身似一小天地。阴阳五行，四时八节，一身之中，皆能运会。始生至十五六，春也；十五六至三十余，夏也；三十至四十余，秋也；五十、六十，则全是冬景矣。故二十岁以前，病一番长成一番，若四十岁以后，病一番则衰老一番。犹之春时，雨一番暖一番；秋时，雨一番凉一番也。

——钱泳《履园丛话》

中医知识

阴阳与疾病

中医认为，人体的阴阳要经常处于和谐的状态，这就是健康的标志。而疾病的发生及其病理过程，就是因为某些原因导致阴阳失去平衡。阴阳失调是中医对疾病发生及其发展机制的高度概括。比如人发烧了，中医认为就是阳偏胜了；而如果身体寒冷，则表明阴偏胜。

名言谚语

1. 智者之养生也，必顺四时而适寒暑，和喜怒而安居处，节阴阳而调刚柔，如是则僻邪不至，长生久视。

——《黄帝内经·灵枢·本神》

2. 病来如山倒，治病如抽丝。

动动脑、动动手

同学们反思一下生活中自己是否有不好的生活习惯，请填写一个健康作息时间表，和同学们比一比，看谁的计划更合理。

健康作息时间表

时　间	活动内容

第二章 / 走近中医　从身体开始

前面我们说过，“形与神俱”是生命的重要特征。我们认识生命，也应该从形和神两方面着手。但就形和神来说，形是看得见、摸得着的，容易认识，而神很难具体感知，我们只能通过形体来认识神。

生命离不开身体，医学也离不开身体。由于对身体的认识和理解不同，因而产生了不同的医学。中医学认为，身体可分为内外两大部分，外部为形体，内部为脏腑。相对而言，身体的核心是内部的脏腑。

下面，我们就走近身体，让中医为你打开身体的门。

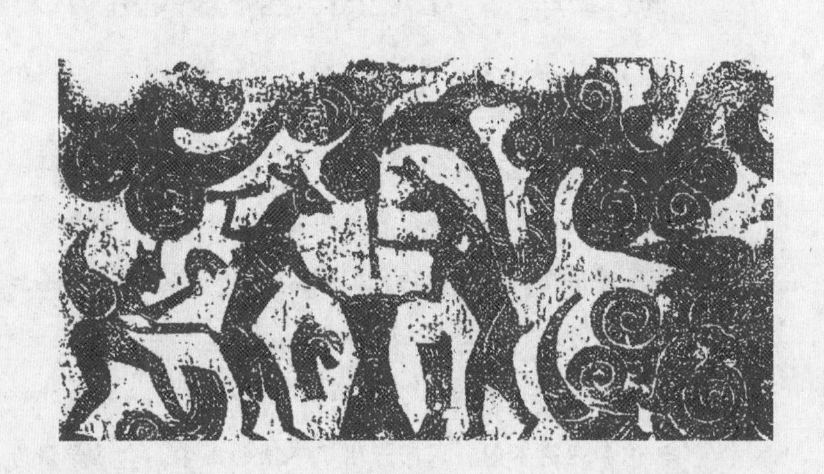

第一节　中国古代有解剖吗

中医学堂

有很多人都以为，中医不懂人体解剖，也不会做手术，解剖和手术都是西医的事。你也是这样认为吗？如果是，那你可就错了。

说起解剖，在中国历史上可以追溯到很久以前。我们先讲个医学之外的故事。

1. 比干劝谏

据司马迁写的《史记》记载，殷纣王的叔叔叫比干，他为人忠厚正直，见纣王荒淫失政，常常直言劝谏，惹得纣王很不高兴。有一次，比干劝谏时，纣王大怒道："我听说圣人的心有七个窍，今天我倒要看看你的心是不是七窍。"于是，便杀害了比干，以观其心。后来这件事被演绎成不同版本的故事流传，后人甚至将比干当神明供奉。

类似的事情在汉代还发生过一次。汉平帝于公元6年去世，随后不久，王莽篡夺了帝位。后来翟义举起反莽大旗，起兵讨伐，结果战败，被王莽杀害了。翟义的一名部下叫王孙庆，也被王莽抓获。王莽不仅残忍地杀死了王孙庆，而且还命令太医及屠夫对其进行解剖，度量五脏大小，并用细竹枝探测血管的走向。

以上虽然并不是与医学解剖直接相关，但表明古代的人是有类似解剖实践的。当然，除了尸体解剖以外，由于战争、外伤以及旁观动物解剖，古代的人们是完全可以获得人体解剖知识的。

2. 中医解剖

中国的医学解剖，在《黄帝内经》中就已经有记载。先说“解剖”一词，最早就见于《黄帝内经 · 灵枢 · 经水》。

除了《经水》篇，《黄帝内经 · 灵枢》中还有《肠胃》《骨度》《脉度》《经筋》等篇论述解剖，对人体的骨骼长短，以及脏腑的重量、体积等都有详细记载。

比如，《黄帝内经 · 灵枢 · 肠胃》记载了消化道各个器官，包括胃、小肠、回肠、广肠等，对这些器官的位置、长度、直径、重量、形状、容量、承接关系等一一做了具体描述。其中说食道长一尺六寸，大肠、小肠长五丈六尺八寸，二者的比例为1∶35.5，这与西医解剖学比例1∶37十分接近。由此可见，《黄帝内经》对人体内部的了解是很清楚的。

其实，今天我们使用的主要解剖名词，在《黄帝内经》中已普遍使用了，并非从西医那里学来的。

中医书架

尸体解剖与母子命案

史书记载，南北朝时期，相县（今安徽淮北市）的唐赐有一天去邻村喝酒，回来以后就病了，吐出许多东西。后来，病情不断加重，就死了。

临死之前，他嘱咐妻子张氏说，等我死了以后，你一定要打开我的肚子看看，里面究竟长了什么病。后来，他的妻子按照他的嘱咐，剖开了腹部，发现五脏都烂了。这种针对探求死者病因的尸体解剖，比欧洲病理解剖的记载要早800多年。

不过，后来因为这件事，又引发了两起命案。当这事传开后，当地的官员以张氏残忍、其子不孝为由，判母子二人死罪。尽管有的上级官员反对，认为张氏只是遵从死者生前的遗愿，并非要加害死者，但这并未能挽救母子二人性命。因为时任吏部尚书的顾恺之认为这事太残忍，所以还是将两人执行了死刑。

中医知识

五　行

五行是中国古代一种重要的哲学思想。五，是把宇宙万物及现象归为木、火、土、金、水五大类；行，是说这五类物质有相生、相克等关系，而且是运动变化的。

木，凡花草树木都归为木类，木能向上生长，枝叶能屈能直。

火，凡物燃烧了都可归为火类，火有炎热、向上、光明的特点。

土，指土地，土能生长万物。

金，凡金属都归为金类，金能够杀伐树木、禽兽等。

水，江河湖海的水都可归为水类，水能够下行、滋润。

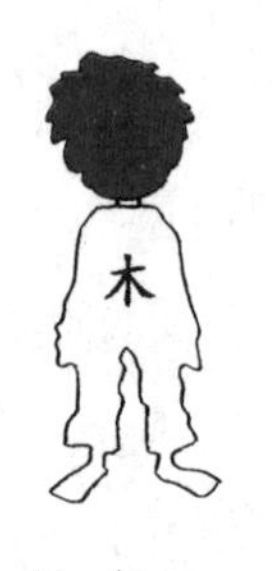

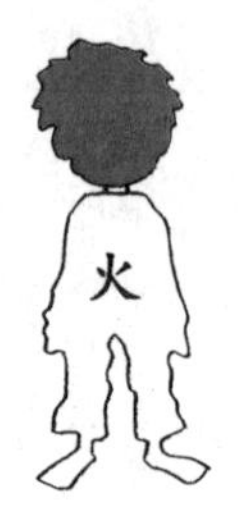

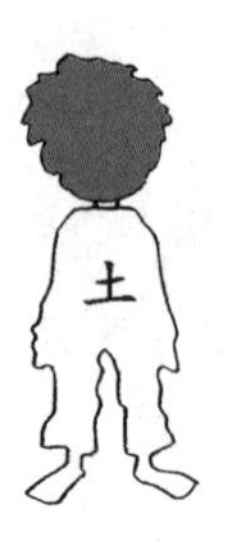

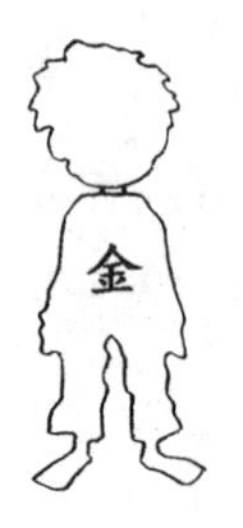

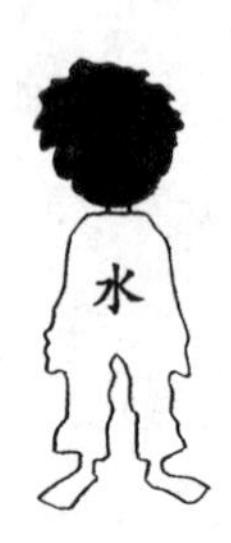

五　行

名言谚语

1. 五行有序，四时有分，相顺则治，相逆则乱。

——《黄帝内经 · 灵枢 · 五乱》

2. 夏不敞胸，热不凉背。

动动脑、动动手

同学们，从生活中找一些可以从五行角度归类的事物，比比看谁找得多。

第二节　宋代的解剖成就

中医学堂

从医学角度讲，在汉代以前，中医对人体内部结构的研究，已经非常全面和系统。汉代以后，对人体的深入了解仍在继续，尤其是宋代，在解剖方面又取得了一些进步。

1. 人体骨骼的构成

先说一下对骨骼的研究。《黄帝内经·灵枢》中有一篇叫《骨度》，专门论述骨的尺寸，但并没有对全身骨骼进行系统论述。从现有资料看，对全身骨骼进行全面系统描述的是宋代官修的《圣济总录》。在这本书中，将人体骨骼分为头项、胸背、腰腹、四肢4个部分，共计365块，虽然这个数字是为了应和一年的365天，但对骨的描述却是根据人体骨骼解剖而来。

西医解剖认为，人体骨骼从初生婴儿时的305块逐渐融合为成人的206块。为什么古人说的和现在差别那么大呢？原因是古人为了凑足365这个数，将36颗牙齿也计入其中，还将西医认为的一块骨骼分为左右两块，并起了不同的名字。还有一点要说的，是《圣济总录》对每块骨骼是否有骨髓进行了详细说明，如果没有对骨骼内部的观察，是不可能这样写的。

由于宋代以来对骨骼的深入了解，在一定程度上促进了骨伤科的发展。宋代太医局已设立“疮肿兼折疡科”，折疡即包括骨折等疾病在内。到了元代，太医院设立十三科，其中就有“正骨科”。

2.《欧希范五脏图》

北宋庆历年间（1041～1048），以欧希范为首的人们在广西起义，反抗北宋统治。后来，他们中了广南西路转运按察安抚使杜杞设下的圈套。在假意犒赏起义军首领的宴会上，欧希范等人饮了曼陀罗酒，烂醉如泥，束手就擒，两天中有56人被斩首示众。不仅如此，负责办案的官员吴简还组织人对尸体进行解剖，并由画工宋景绘成图谱，这就是著名的《欧希范五脏图》。此图从一些现存的医书中，还可窥见其大概。

除了绘图，吴简还做了一些文字记录。虽然这些记录与现在的解剖比较有些错误，但对内脏器官的描述大都正确。

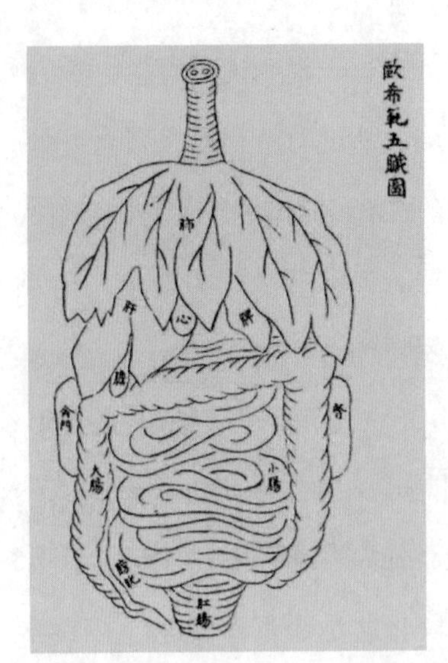

《欧希范五脏图》

3.《存真图》

宋崇宁年间（1102～1106），有位叫杨介的医生，根据泗州处死的犯人尸体解剖资料，绘成《存真图》。此图对内脏的前面与背面，右侧胸、腹腔及其主要血管关系等，都有比《欧希范五脏图》更为详细的描述。可惜的是，《存真图》后来也丢失了，只能从后世的一些书中大致了解。

还需要一提的是，宋代出现了世界上第一部系统的法医学著作《洗冤录》，其中也有一些关于解剖学的内容。

中医书架

《洗冤录》

《洗冤录》又称《洗冤集录》，宋代“法医”宋慈著，是世界上第一部系统的法医学著作，记述的内容包括人体解剖、尸体检验、现场勘验、死伤鉴定，以及各种毒物和急救、解毒方法等。这部著作比国外最早的法医学著作要早300多年。

中医知识

五行的联系

中国古人在长期观察自然现象的基础上，把各种事物分为五大类，每一类都具备一些共同的属性。比如树木春天开始生长，风比较多，所以春天、生长、风等对应五行的木。在人体中，肝主气机条达，故也属于木。按照这样的思路，古人把世界上与“木”相关的事物都统一起来了。不仅如此，天下的事物都被五行联系起来了。

五行	五方	五味	五色	五气	五化	五音	五季	五脏	五腑	五官	五体	五志	五液
木	东	酸	青	风	生	角	春	肝	胆	目	筋	怒	泪
火	南	苦	赤	暑	长	徵	夏	心	小肠	舌	脉	喜	汗
土	中	甘	黄	湿	化	宫	长夏	脾	胃	口	肉	思	涎
金	西	辛	白	燥	收	商	秋	肺	大肠	鼻	皮	悲	涕
水	北	咸	黑	寒	藏	羽	冬	肾	膀胱	耳	骨	恐	唾

名言谚语

1. 所谓五脏者，藏精气而不泻也，故满而不能实。

——《黄帝内经 · 素问 · 五脏别论》

2. 冬不求极暖，夏不求极凉。

动动脑、动动手

同学们对人体了解有多少呢？把你了解的人体器官用笔画出来吧。

第三节　身、体、身体

中医学堂

我们今天常说的“身体”一词，在古代并不常用。而且，身和体也是有区别的。

1. 四体与五体

下面先说个孔子的故事。春秋时期，孔子六十多岁了，还在周游列国。有一天，子路没跟上，落在了后面。这时天色将黑，子路有些着急，恰好遇见一个老农，便问道：“子见夫子乎？”（意思是说，你看见我的老师了吗？）老农望了子路一眼，说道：“四体不勤，五谷不分，孰为夫子？”后来子路赶上孔子，把这件事对孔子讲了。孔子听后，觉得子路遇到了一位有学问的人，很想拜访他，但他已经不知去向了。

这个故事里说到的四体，即四肢，指人的双手和双脚。

另外还有个成语叫“五体投地”，用来形容对一个人佩服到了极点。五体投地本来是指双手、双膝及头一起着地，是佛教表示恭敬的仪式。唐朝玄奘著的《大唐西域记》说：“致敬之式，其仪九等：一，发言慰问；二，俯首示敬；三，举手高揖；四，合掌平拱；五，屈膝；六，长跪；七，手膝踞地；

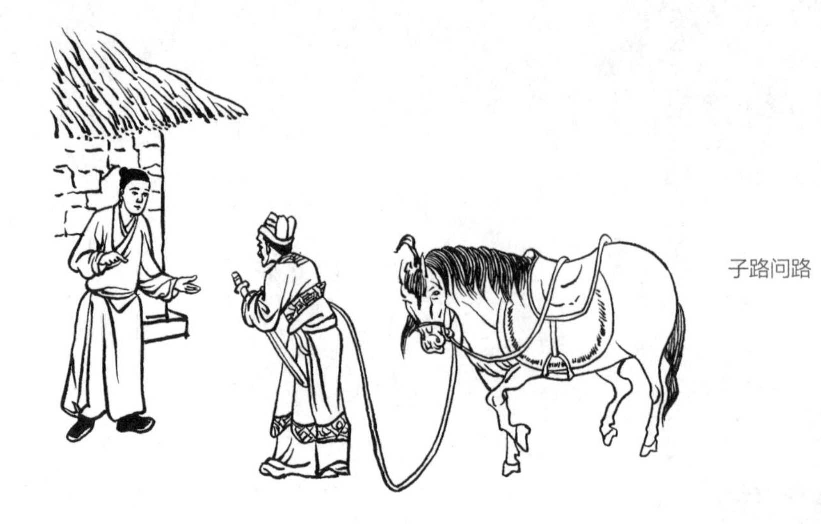

子路问路

八，五轮俱屈；九，五体投地。”可见，五体投地是最为恭敬的行礼仪式了。五体，指的是头和四肢。

2. 体是什么

《说文解字》说：“体，总十二属也。”是说体包括十二个部分，但指的是什么，许慎没有说。清代段玉裁根据人体结构，认为十二属是：“首之属三”，即头上的三部分，包括顶、面、颐；“身之属三”，即与身躯相连接的三部分，包括肩、脊、尻；“手之属三”，即上肢的三部分，包括肱、臂、手；“足之属三”，即下肢的三部分，包括股、胫、足。

3. 身是什么

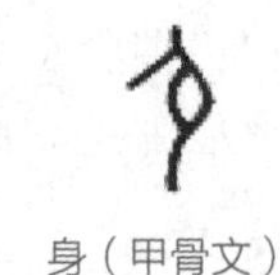

身（甲骨文）

除了头和四肢所包含的这十二项内容，我们的身体还有一个重要部分就是“身”。身，甲骨文、金文都像妇女怀孕的样子，古时“身”和“孕”同字，后来常用以代表躯干，即和头、四肢相连的部分，包括前面的胸腹和后面的背腰。

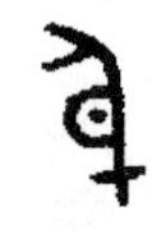
身（金文）

“身”“体”这两个字在古代通常是单独使用的，即使放在一起，也不完全是我们今天所说的“身体”一词。比如《孝经》中说：“身体发肤，受之父母，不敢毁伤，孝之始也。”这里的“身”“体”与后面的“发”“肤”是一组并列词语，意思是我们身体的各个部分都是父母所赐，要特别珍惜，不能轻易伤害。

不过，后来身、体都可以表示整个身体。今天只是在部分词汇中还能看出出身和体的区别。

需要注意的是，在中医学里，“五体”还有另外一个含义，即筋、脉、肉、皮、骨的合称。

中医书架

人各有体

“扬州八怪”之一的郑板桥，不仅竹子画得好，字也写得很有特点。这与他年轻时在书法方面下过苦功有关。

相传，郑板桥青年时期练习书法时，热衷于模仿名家，但总是觉得不够像。

有一天晚上，他睡到半夜，突然想起王羲之的“体”字写得好，便用手指在身上一笔一画地写起来。写着写着，一下子写到了他妻子的身上。他妻子被碰醒了，问他在干啥，他说：“我在练王羲之的‘体’字呢。”

他妻子不高兴地说：“你练‘体’字，怎么练到我身上来啦？人各有体嘛。”

这句话把郑板桥给点醒了。从那以后，他再也不死板地临摹名家的

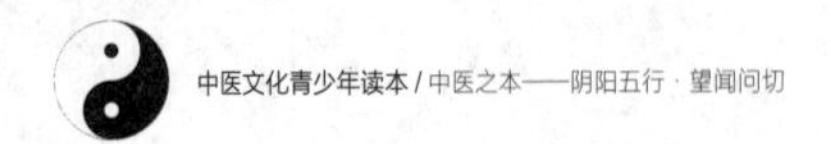

字体了，而是在综合各家的基础上，自成一体。

中医知识

五行相生

五行相生，是指木生火、火生土、土生金、金生水、水生木，正好形成一个循环。比如一年当中，万物的春生、夏长、长夏成、秋收、冬藏，就是相生的关系。如果把五行中一行视为“我”，那么每一行都有“生我”和“我生”两方面的关系。“生我”的是“母”，“我生”的是“子”。

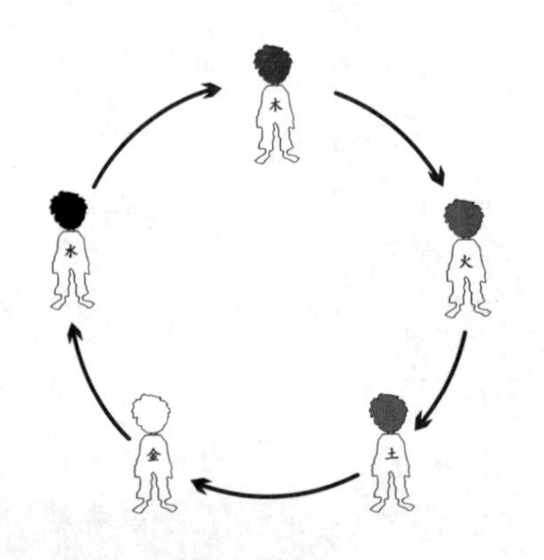

五行相生

名言谚语

1. 人之生也，有刚有柔，有弱有强，有短有长，有阴有阳。

——《黄帝内经 · 灵枢 · 寿夭刚柔》

2. 五味不衡，百病丛生。

动动脑、动动手

谈谈你对身体的理解。

第四节 住在皮肤里

中医学堂

我们的整个身体几乎都是被皮肤包裹着的，皮肤是身体的边界与一道保护屏障，可以说我们就“住在皮肤里”。

1. 皮和肤

严格地说，皮和肤还是有一定区别的。皮，指身体的表皮，是身体的最外层，与外界直接接触。肤，紧紧连在皮下，是介于皮肉之间的一层组织。简单地说，皮在肤外，肤在皮内，二者包裹着肌肉。由于皮和肤连接紧密，一般不易分开，所以也就皮肤连称了。

2. 皮和毛

除手掌、脚掌外，人体各部位的皮肤上分布着大量毛发和汗孔，通过调节汗孔的开阖，保障人与外界的交流，保持体温。我们常说“皮之不存，毛将焉附”，指的就是皮和毛的关系。

相传，战国时，魏国的国君魏文侯有一天遇到一个砍柴的樵夫，他身穿一件羊皮袄，背着一大捆柴。魏文侯看到樵夫觉得有些奇怪，仔细一打量，发现樵夫穿的羊皮袄毛朝里、皮朝外，就问道："你为何要反穿皮袄呢？"樵夫回答说："我很爱惜这件皮袄，我怕把毛露在外面弄掉了。"魏文侯听罢，对樵夫说："其实皮更重要，你想啊，如果皮子磨破了，毛还能留住吗？你舍皮而存毛的想法是错误的。""皮之不存，毛将焉附"，这个成语的含义，就是在强调皮为毛的根本。

3. 皮肤要完整、清洁

中医有句话叫"肺主皮毛"，是说皮毛与肺关系密切，一些与皮肤相关的疾病，多从肺的角度治疗。

中医认为，皮肤充斥着卫气，能感知外界冷热，有时会出现疼痒，破了还会出血。因此，不仅要保持皮肤清洁，还要注意避免外伤，保持皮肤的完整。说到这里，我们再说一个成语——体无完肤。

体无完肤的意思，是指一个人全身的皮肤没有一块好的地方，遍体都有伤。现在常用来比喻某人或事物（比如文章、论点）被批驳、抨击得一无是处，或者被糟蹋得不成样子。但这并不是这句成语最初的意思。

"体无完肤"的典故出自唐朝段成式《酉阳杂俎》。说荆州有个文人葛清，特别崇拜诗人白居易，浑身刺满了白居易的诗，共计三十多首。不仅有诗文，而且有的还配了图。这样，他身上就看不到原来皮肤的样子了。可见，他对白居易的诗有多么喜欢。

中医知识

五行相克

“五行相克”的“克”，是克制、制约的意思。五行相克，是指木克土、土克水、水克火、火克金、金克木，从而形成一个循环。如果把五行中的一行视为“我”，那么每一行都有“克我”和“我克”两方面的关系。因为五行既能相生又能相克，所以可以维持万物之间相对平衡的关系。

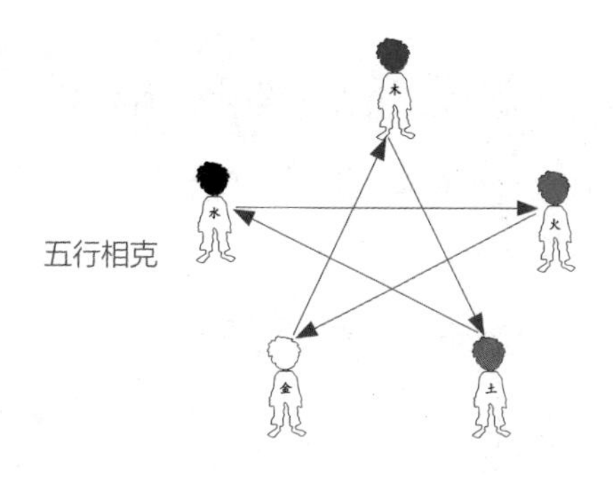

五行相克

名言谚语

1. 病之始生也，极微极精，必先入结于皮肤。

——《黄帝内经·素问·汤液醪醴论》

2. 冬吃萝卜夏吃姜，少劳医生开药方。

动动脑、动动手

同学们知道动漫里的五行神兽吗？它们就是根据五行的原理创作出来的。拿起你的笔，画出你心中的五行动漫形象，与同学们玩一场五行大战游戏吧。

第五节　血肉之躯非独血肉

中医学堂

血肉之躯，指人是有血有肉的身体。上一篇我们讲身体，主要从外观上看，包括头颈、四肢、躯干等部分。如果从外向内看，我们的身体又是怎样的呢?

1. 身体的外表是皮肤

身体的最外面，当然是皮肤了。皮肤表面除了有汗毛之外，还有几个和外界交流的通道，中医称为“窍”。“窍”主要集中在面部，有眼、耳、鼻、口七窍，也称上窍、阳窍。另外，还有尿道和肛门，分别称为前阴、后阴，也称下窍、阴窍。上窍与下窍，合称“九窍”。此外，体表还分布着很多穴位，是针灸施术的地方。

2. 皮肤裹着肉、筋、脉、骨

皮肤包裹的内容十分复杂，有形可见的部分，中医认为主要有肉、筋、脉和骨等，皮与肉、筋、脉、骨合称五体。其中骨骼的作用是支撑起整个身体，身体的运动则需要筋和肉，而皮、肉、筋、骨又离不开血的滋养。血要在脉中循行，如果溢出脉外，那就是出血。

3. 躯干内部是胸、腹腔

人体躯干内部，由横膈膜分成两个腔，上面为胸腔，主要藏有心和肺；下面为腹腔，藏有胃、肝、胆、脾、肾、肠、膀胱等。中医将藏在身体里边的这些器官概括为五脏和六腑，认为这是人体的核心。《黄帝内经・灵枢・胀论》说：“脏腑之在胸胁腹里之内也，若匣匮之藏禁器也。”意思是说五脏六腑在胸、腹腔里，就像装在匣子里的宝贝。

五脏，包括心、肝、脾、肺、肾，它们的内部相对充实，主要特点是贮藏精微。六腑，包括胆、胃、大肠、小肠、膀胱和三焦，它们是中空有腔的，主要特点是主管消化、吸收和排泄。五脏和六腑相互配合，共同完成生命赋予的任务。

4. 相同的名称，不同的含义

需要说明的是，中医所说的这些脏腑的名称，和西医解剖名称是一样的，

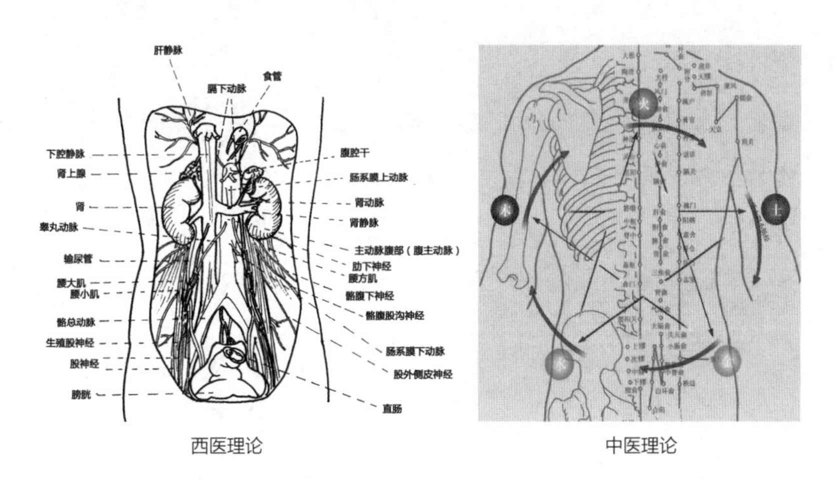

西医理论　　中医理论

中西医对人体认识比较图

但是中医和西医对这些器官的理解则大不相同。这里没有谁对谁错、谁先进谁落后的问题，而是两种医学理论不同造成的。只要在各自的理论指导下能够治病，也就没必要纠结这些问题了，你说是吧？

中医书架

《医林改错》简介

清嘉庆二年（1797），名医王清任三十岁，那年四月他去了滦州的稻地镇。

当时那里流行瘟疫，儿童死亡很多。没钱的人家，多半将尸体用席子一裹，就遗弃在坟地里，也不埋葬。

王清任每天骑马从那里经过，一开始还捂着鼻子，后来想到古人论述脏腑多有错误，主要是没有亲自看过。于是，他不避污秽，每天清晨就来这里观察尸体。

一连十天，大约看全了三十多具尸体，发现了古人在脏腑记述方面的一些错误。

后来，王清任一有机会就观察尸体，或访问狱卒、屠夫等人，并把看到的画下来、记下来，最后他写成一本书，叫《医林改错》。

中医知识

脏 象

“脏象”二字，出自《黄帝内经·素问·六节脏象论》。脏，是藏于胸腹腔的内脏，包括五脏、六腑和奇恒之腑。由于它们藏在体内，我们观察不到，怎么才能知道它们是否正常工作呢？那得看身体外部的表现，就是象。比如，心的状况可以观察面部，面色红润、有光泽是正常的。如果面色失去光泽，可能是心血不足。如果红得太过，表明心火过旺。中医把这些理论，称为脏象学说。

名言谚语

1. 皮肉筋脉，各有所处，病各有所宜，各不同形，各以任其所宜。

——《黄帝内经·灵枢·九针十二原》

2. 一顿若吃伤，十顿要喝汤。

动动脑、动动手

同学们请课下对比一下中医和西医对五脏六腑的理解有什么不同。

第六节　古代的器官移植

中医学堂

器官移植就是从一个人身上取下一个健康器官，替换掉病人体内丧失功能的那个器官。我们常听说的有角膜移植、肾移植、心移植、肝移植等。近年来，随着医学的不断进步，器官移植应用越来越多，成功率也越来越高。

器官移植是一项非常复杂的手术，那么中国古代是否有过尝试，或有过这样的梦想呢？

在《列子·汤问》中，还真的讲过一个扁鹊为两个人互换心脏的故事。

相传，战国时期，鲁国有个人叫公扈，赵国有个人叫齐婴，他们俩都患有疾病，一同来找扁鹊求治。

扁鹊为他们治好之后，又对他俩说："你们这次患的病，是因为外来的邪气侵犯，影响脏腑而形成的，我给你们用药加上针灸就治愈了。但是，你们俩还有先天的疾病，随着年龄增长，疾病会不断加重，我想给你们进行彻底治疗，你们愿意吗？"

公扈和齐婴听了之后很高兴，但却不知怎样治，就问扁鹊。扁鹊对他们说："公扈，你这个人志强而气弱，遇到问题思考太多，但缺乏决断，拿不定主意。"又说齐婴："你和公扈正好相反，志弱而气强，遇到问题不善于思考，但过于专断，有些鲁莽。”他俩急切地问：“那您想怎么治呢？”扁鹊说：“我想把你俩的心对换一下，那样你俩都能中正不偏。”

他二人听了之后，都同意扁鹊的治疗方案。

于是，扁鹊先给他们二人灌下麻醉药酒，使他们昏迷三天。这期间给他们剖开胸膛，取出心脏，互相置换。手术完成后，又给他们服用一种让他们苏醒的药。手术很成功，两人醒来以后感觉跟以前一样，然后就各自回家了。

但接下来的事，可就有些麻烦了。他二人竟然各自去了对方家里，公扈去了齐婴的家里，而齐婴去了公扈的家里。双方的妻子儿女都不认识他们了，并争吵起来。

最后，他们都找到扁鹊，扁鹊给他们说明情况，才明白是怎么回事。

《列子》的这个故事，虽然不太可能是真的，但已说明中国古代很早就有器官移植的构想。这个想法今天已真的实现了。

中医书架

首例兔唇修补术

有个叫魏咏之的人，生下来时嘴唇就有个裂口如兔唇，影响容貌。

他十八岁那年，听说荆州刺史殷仲堪的手下有位名医能治这个病，但他家里很穷，也拿不出去荆州的路费。

有一天，他跟家里人说：“我长得这么丑，活着还有什么意思啊？”家里人一听，就想方设法给他弄了些米当路费，去荆州投奔殷仲堪。

魏咏之来到荆州，通报了自己的情况后就见到了刺史殷仲堪。经过一番交谈，刺史很佩服他治病的决心，于是便请来那位医生给他医治。

医生说：“我可以用手术的方法给你修补，但有个条件，就是手术后一百天内只能喝稀饭，而且不能说笑，你能做到吗？”

魏咏之说：“即使半辈子不能说话，我也要治，因为还有半辈子能说呢，何况才一百天！”

于是，刺史给他专门安排了一间屋子，让医生好好给他做手术。手术之后，魏咏之闭口不语，每天只喝稀饭，意志很坚定。

等到口唇长好了之后，刺史送给他一些礼物，让他回家了。

这件事在《晋书》《册府元龟》等书中都有记载。

中医知识

体 质

人与人之间，形体结构和功能基本上是相同的，比如每人都有五官、五脏、气血以及喜怒忧思等情志变化。但人与人又不一样，比如形体有高矮、胖瘦的差别，性格有内向、外向的不同，脾气有急躁、沉静的差异，把这种个体的差异性概括一下，就能分出不同的体质。体质禀受于父母，又受后天影响，具有相对的稳定性。

当前，中医通常将人分为九种体质：平和体质、阳虚体质、阴虚体质、气虚体质、血瘀体质、气郁体质、温热体质、痰温体质、特禀体质。

名言谚语

1. 养生之旨，食不过饱，饮不过多。

——《抱朴子》

2. 养生贵养心。

动动脑、动动手

比较一下身边同学们的性格，看看你能概括出几种类型。

第三章 / 了解中医 从“头”开始

头的重要性是不言而喻的，大家都知道，一旦失去了脑袋，身首分离，生命就不复存在了。其实不仅是人，凡是动物都以头为要。俗话说：“蛇无头不行，鸟无头不飞。”

头的里面有脑，中医称为“元神之府”。头外部最显著的特征，就是五官。五官是人的呼吸、语言、饮食、信息等的重要通道，是生命最重要的体现。

认识一个人，头是至关重要的。

从中医的角度说头，那也是“头头是道”。

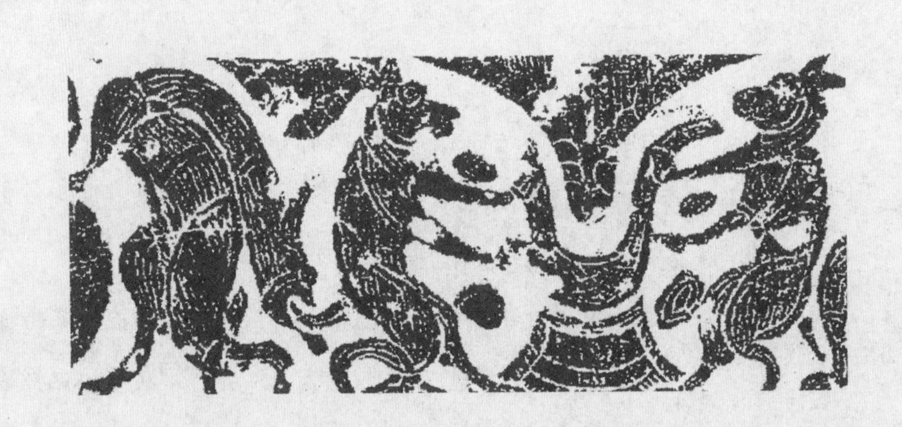

第一节 头为精明之府

中医学堂

头是人体颈项（前曰颈，后曰项，俗称“脖子”）以上的部分，是人体最高的部位。

1. 头是精气神汇聚的地方

中医以头为“精明之府”，是说头是精气神汇聚的地方，尤其是头上的五官，最能反映生命征象及精神状态。中医通过观察面色、神态、表情等，能够了解脏腑精气的盛衰和健康状况。

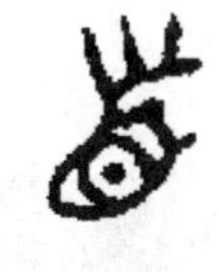

首（金文）

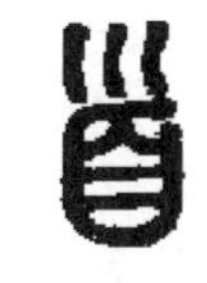

首（小篆）

头，《说文解字》解释为“首”。“首”字的金文和小篆字体都很形象，笔画像人或动物的眼睛和头发，一看就像个头的样子。头又称“首级”，因为古代曾以消灭敌人的数量多少论功，比如秦时就曾规定斩首多者为上功，“首级”一词，便由此而来。

2. 头颅+面部=头

头大致像个圆球，可分为头颅和面部两大部分。头颅部分覆有头发，又可分为头顶和后头两部分。头顶也称“巅”或“巅顶”，是人体最高的地方。婴儿脑盖骨未完全闭合，头顶上有个软而跳动的地方，称作“囟门”。囟门是了解婴儿发育状况的重要部位。后头也称“后脑”，俗称“后脑勺”。

面部是头上最重要的部分，因为面部有眼、耳、鼻、口等重要器官。除了触觉散布全身以外，视觉、听觉、嗅觉、味觉等均集中在这里。正如《庄子》所说，“人皆有七窍以视听食息”。不过，《庄子》中还讲过一个“倏”与“忽”为混沌凿七窍的寓言故事，他要表达的可就是另外的意思了。

面部除了五官，还有一些比较重要的部位，如前额、印堂、两颧、人中等。人中在鼻与上唇之间凹下的中央，是个重要的急救穴位。当人突然昏迷时，用力掐一掐其人中，能够挽救性命。

还有一种现象，不知大家是否注意，即头在全身中是最不怕冷的部位，为什么呢？中医说头面为“诸阳之会”，是说头面是阳气汇聚的地方，所以能够耐寒。

中医书架

脑

在中医理论中，脑属于奇恒之府，位于颅内，由髓汇集而成，《黄帝内经 · 灵枢 · 海论》中说“脑为髓之海”。关于脑的功用，在古代医书中也有论述，明代李时珍第一次明确提出了脑与精神活动有关，说“脑为元神之府”。清代汪昂在《本草备要》中指出：“人之记性，皆在脑中。”后来王清任在《医林改错》中又进一步指出，“灵机记性在脑者，因饮食生气血，长肌肉，精汁之清者，化而为髓，由脊骨上行入脑，名为脑髓”；“两耳通脑，所听之声归于脑”；“两目系如线，长于脑，所见之物归脑……”；“鼻通于脑，所闻香臭归于脑”；“至周岁，脑渐生……舌能言一二字”。

中医知识

病 因

疾病就是身体出现了痛苦或异常，而这些痛苦或异常必定是有原因的，医学上称为“病因”。可以说，天下有数不清的疾病，也有数不清的病因。有些疾病的原因是清楚而明显的，比如受了跌打损伤，或被虫兽所伤。而那些没有外伤的疾病，发病的原因并不明显，所以人们一直在研究，到了宋代，形成了“三因学说”（详见下节，第62页）。

名言谚语

1. 天圆地方，人头圆足方以应之。

——《黄帝内经·灵枢·邪客》

2. 读书用脑，延缓衰老。

动动脑、动动手

同学们，仔细想一下，面部还有什么我们没有提到的部位呢?

第二节　五官为何称作“官”

中医学堂

我们通常所说的五官，是泛指面部的主要器官，一般指眉、眼、鼻、口、耳，但中医所说的五官则是眼、鼻、口、舌、耳，而西医则以眼、耳、口、鼻、喉为五官。为什么会有不同呢?

1. 官与五官

我们先从“官”的意思说起。官，今天等同于“领导”，但古代则和“吏”的意思差不多，所以常常“官吏”并称。《说文解字》对“官”字的解释就是“吏事君也”，也就是说，吏是为君主做事的。吏无论大小，最终都要听命于君主。

官（甲骨文）

有趣的是，中医把人体比喻成一个国家组织。其中人体中的“君主”就是心。《黄帝内经》中说：“心者，君主之官也。”意思是，统帅人体生命活动的是心，身体中肝、脾、肺、胃、肠等都要服从心的指挥。这也是我们今天将它们称作“器官”的由来。

五官，就是面部的五个“官”。它们为“君”分担、管理一些工作，如目管视觉、耳管听觉、鼻管嗅觉、舌管味觉等等。五官有两目、两耳、两鼻孔和口，共七个“孔窍”，也称“七窍”“官窍”。

2. 五官与五脏

需要说明的是，心如同皇帝一样，不可能事必躬亲，将所有职能集于一身，有些事情还需要大臣来协助管理。那么，五官的工作，也需要由肝、脾、肺、肾来协助。《黄帝内经·灵枢》中说：“鼻者，肺之官也；目者，肝之官也；口唇者，脾之官也；舌者，心之官也；耳者，肾之官也。”这样就形成了“五脏——五官”的特殊关系。中医称为“肝开窍于目、心开窍于舌、肺开窍于鼻、脾开窍于口、肾开窍于耳”。所谓“开窍”，是说在内的五脏和在外的五官有着特殊的联系。

五官和五脏的特殊关系，对中医诊断和治疗疾病具有非常重要的意义。简单地说，就是可以通过五官来了解五脏，也可以通过调整五脏来治疗五官的病。比如，一个人两目发红、眼屎较多，中医认为可能是肝火所致，通过用一些清肝火的药就可治疗。中医这一理论的形成，不是简单联想和比附，而是在长期、大量实践经验的基础上总结出来的，具有浓厚的中国传统文化色彩。

3. 中医的五官才是“官”

回过头来，我们再看中医、西医和一般人对五官的不同认识，就不难理解哪个更加确切了。一般人理解的五官，关注的重点是相貌，因此有眉而无舌，但眉不担任什么重要“职务”。西医的五官，是头面部五个疾病较为集中的部位，只是个医学词汇，已不具备“官”的意思了。这样说来，还只有中医所说的五官才是“官”呢。

中医书架

混 沌

《庄子》里有这样一则寓言故事：

南海、北海有两个帝，南海之帝叫倏（shū），北海之帝叫忽。他们俩经常到中央之地。中央之地也有一个帝，叫混沌。混沌待倏和忽特别好，每次都热情款待。

倏和忽总想报答混沌。怎么报答呢？二帝商量说，世间每个人都有七窍，可混沌呢，什么都没有，那咱俩就给他开开窍吧。

然后，他们每天给混沌凿一个窍，凿出眼睛，再凿鼻子，用了七天时间，七窍凿开了。可结果呢？七窍是开了，但混沌却死了。

这的确是一个耐人寻味的故事。

中医知识

三因学说

三因学说，是宋代陈言对病因的分类学说。他把病因分为内因、外因和不内外因三类。内因，是指喜、怒、忧、思、悲、恐、惊七情；外因，是指风、寒、暑、湿、燥、火六淫；不内外因，是既不属于内因又不属于外因的其他杂七杂八的原因，比如饮食饥饱、虎狼毒虫、跌打损伤等。陈言对病因的研究成果，写在《三因极一病证方论》（简称《三因方》）里。

名言谚语

1. 五官者，五脏之阅也。

——《黄帝内经·灵枢·五阅五使》

2. 饭前喝汤，胜似药方。

动动脑、动动手

同学们查查含“五官”名称的成语，比一比，看谁找得多。

自残志坚：黄元御

第三节　美目盼兮

中医学堂

“巧笑倩兮，美目盼兮”是《诗经》里脍炙人口的名句，形容笑靥娇美好看，眼睛明亮动人。动人的眼睛黑白分明，就叫“美目盼兮”。

1. 传神的眼睛

目，甲骨文作 ，象形。又称“目睛”“寸眸”。此外，还有“冰镜”“银海”等许多称谓。

目为五官之一，属肝之窍，主司视物辨色，最能反映人的精神，并能表达情感。从古至今，文人墨客描述眼睛的诗文比比皆是，其中关注的核心，一是传神，二是传情。

据《晋书》记载，古代著名画家顾恺之，经常画些人物，但画好数年也不点上眼睛。有人问他为什么，他说四肢画得美些或丑些，都不要紧，但“传神写照，尽在阿堵中”。“阿堵”是六朝时期的常用语，意思是“这”或“这个”，这里的“阿堵”即是眼的代称。这个故事也说明眼睛对于“传神”的意义。

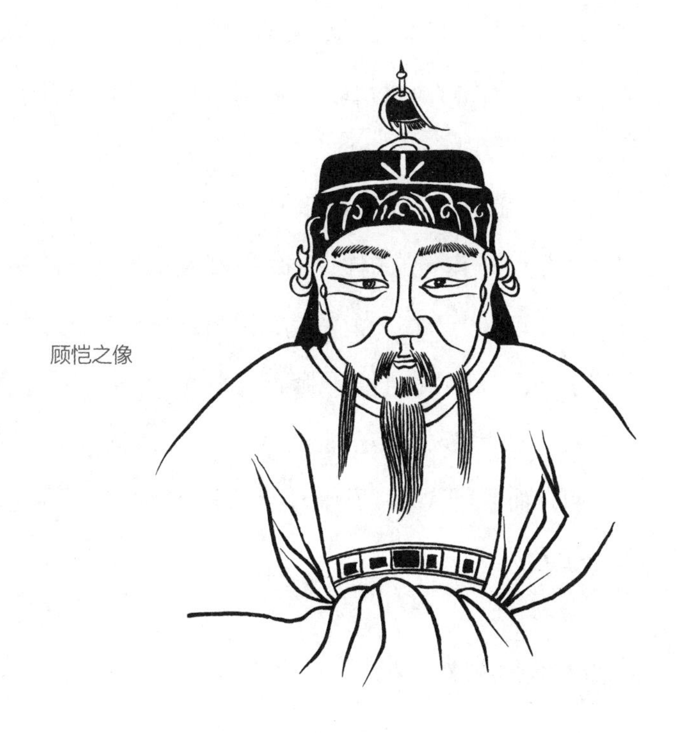
顾恺之像

2. 眼睛的结构

在五官中，眼的结构最为复杂，包括眼珠、眼睑、泪窍、眼眶等部分，甚至眉毛也称“眼眉”，也大致属于眼的范围。

眼珠也叫“目珠”“神珠”，是眼睛最重要的部分。眼珠形圆似珠，转动灵活。眼珠内有瞳仁、黄仁、神水、神膏等。眼珠能看到的部分分黑睛、白睛两部分。据说，魏晋时期的名士阮籍，对待不喜欢的人，就用白眼看；对待喜欢的人，就用黑眼（青眼）看。后来，便用“青睐”“垂青”等词表示对人的喜爱、敬重、欣赏之意。

瞳仁又称“瞳神”“眸子”“金井”等，为眼睛中间的圆孔，现称“瞳孔”。随着光线变化，瞳仁可大可小。眼睛之所以能鉴物辨色、明察秋毫，关键是瞳仁的作用。

眼睑也称“胞睑”，即眼皮，能开能合，对眼睛起保护作用。眼睑有上下之分，就是通常所说的上、下眼皮。眼睑之边缘为睑眩，也称眼睫，其上生有睫毛。这里有时会生小疮如麦粒，被称为“睑腺炎”。

上、下眼睑相连的地方称眼眦，俗称“眼角”。位于鼻侧的称“大眦”或“内眦”；位于外侧的称“小眦”“外眦”或“锐眦”。上、下眼眩近内眦处各有小孔窍一个，称“泪窍”，眼泪就是从这里排出的。其实，这里时时都在分泌泪液，以润泽我们的眼睛，只不过哭的时候流得多罢了。

眼睛之所以灵动传神，是因这里是身体精华所聚之处。中医不仅认为肝开窍于目，而且还认为“五脏六腑之精气皆上注于目”，也就是说目与五脏的关系都很重要。

中医书架

百闻不如一见

不管啥事，大家都相信亲眼所见，不相信道听途说，所以才有“百闻不如一见”的说法。

这句话出自汉武帝时期的名将赵充国。公元前61年，赵充国已是70多岁的老将军了，当时的皇帝是汉武帝的曾孙刘询。那年，边疆发生叛乱，皇帝问谁能领兵出征，赵老将军说：“没有人比得上老臣我更合适了。”皇帝又问他需要多少兵力？赵充国慎重地说：“百闻不如一见。这要到实地进行观察，不能在遥远的地方瞎猜。臣愿意预先前往金城（现在的兰州）去察看一下地形，然后提出作战和用兵计划。”

百闻不如一见，与“耳听为虚，眼见为实”的意思相同，都是说不要盲目相信别人说的，而是要用自己的眼睛去观察。

中医知识

六 淫

六淫，是风、寒、暑、湿、燥、火六种外来病邪的总称。淫，是“过度”的意思。风、寒、暑、湿、燥、火，是生活中能够不断感受到的气候变化，在一般情况下不使人生病，这时称作“六气”，但当这些气候变化剧烈，或者人的正气不足时，六气就成为六淫，使人生病了。

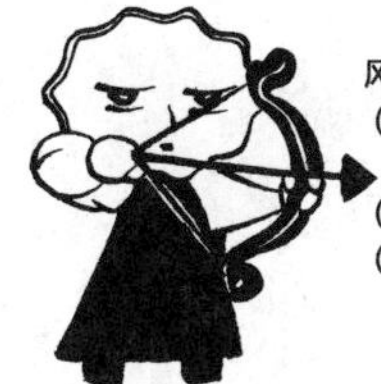

风：
（1）风为阳邪，其性开泄，易袭阳位。
（2）风性“善行而数变”。
（3）风为“百病之长”。

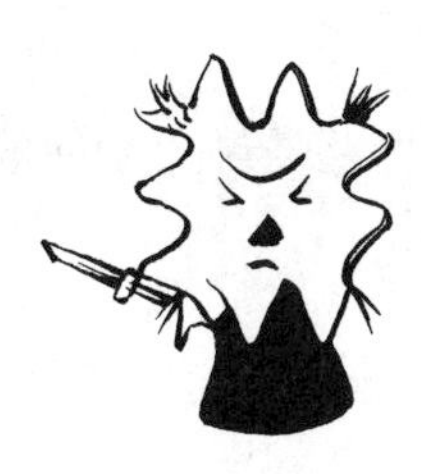

寒：
（1）寒为阴邪，易伤阳气。
（2）寒性凝滞。
（3）寒性收引。

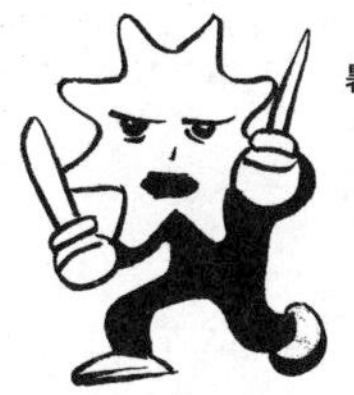

暑：
（1）暑为阳邪，其性炎热。
（2）暑性升散，伤津耗液。
（3）暑多夹湿。

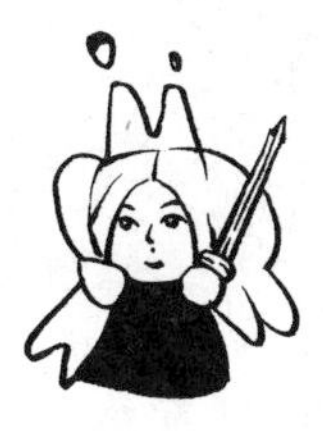

湿：
（1）湿为阴邪，阻遏气机，易损伤阳气。
（2）湿气重浊黏滞。
（3）湿性趋下，易袭阴位。

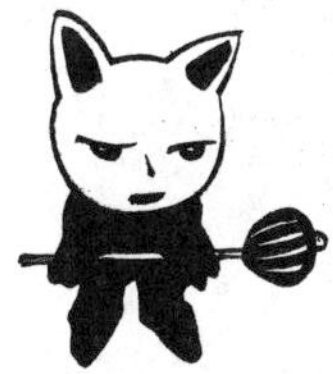

燥：
（1）燥性干涩，易伤津液。
（2）燥易伤肺。

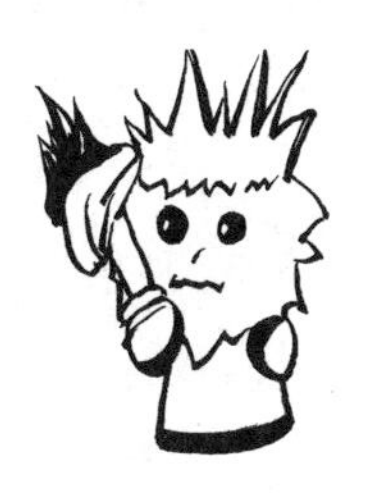

火：
（1）火为阳邪，其性炎上。
（2）火易耗气伤津。
（3）火易生风动血。

名言谚语

1. 目者，肝之官也。

——《黄帝内经 · 灵枢 · 五阅五使》

2. 肝气通于目，肝和则目能辨五色矣。

——《黄帝内经 · 灵枢 · 脉度》

3. 家有三年艾，郎中不用来。

动动脑、动动手

同学们每天一定要坚持做眼睛保健操，养成健康用眼的好习惯。

第四节 近视与眼镜

中医学堂

如今，患近视的人很多。有统计说，高中生和大学生的近视率已超过七成，小学生的近视率也接近40%。那么，古代是否有近视眼呢？回答是肯定的，当然不可能像现在这么多啦。

1. 近视与远视

在古代的中医眼科著作里，既有“能近视不能远视”，也有“能远视不能近视”等病证。今天看来，就是近视和远视。

明代有一首关于近视眼的打油诗：“笑君双眼太稀奇，子立身旁问谁是？日透窗棂拿弹子，月移花影拾柴枝。因看画壁磨伤鼻，为锁书箱夹着眉。更有一般堪笑处，吹灯烧破嘴唇皮。”虽有玩笑嘲讽的意味，却也十分形象。

2. 最早的眼镜叫什么？

古人患了近视怎么办呢？是否有眼镜戴呢？这还真是个有趣的问题。

据说，宋朝就有人尝试用水晶制造眼镜，但究竟啥样，就不得而知了。明代已经有人使用眼镜了，那时的名称叫“叆叇”（ài dài）。明代文学家田艺蘅在《留青日札摘抄》中就描述过它：“提学副使潮阳林公有二物，如大钱形，质薄而透明，如硝子石，如琉璃，色如云母。每看文章，目力昏倦，不辨细书，以此掩目，精神不散，笔画倍明。中用绫绢联之，缚于脑后。人皆不识，举以问余。余曰：‘此叆叇也。’”至于这副眼镜从何而来，尚不得而知。从名称看，或许是从异域传入。

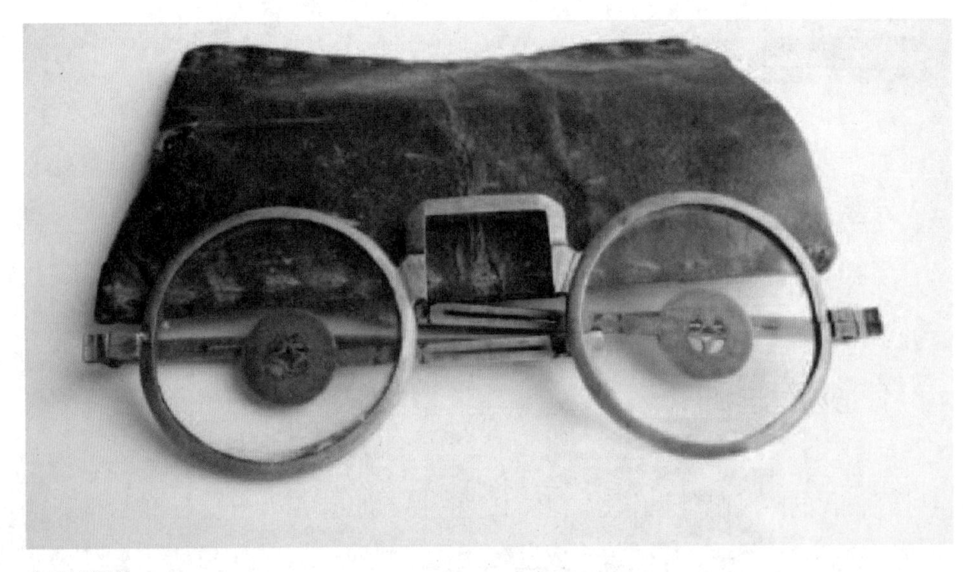

古代的眼镜

3. 我国制造眼镜的历史

明代已出现我国自行配制的眼镜。有位叫孙云球的光学仪器制造家，用水晶制造了可架在鼻梁上的双片眼镜。他还掌握了“对光”（验光）技术，能配制近视、远视等各种镜片。孙云球还写了一部名为《镜史》的书，有力推动了眼镜制造技术的进步。

明代的眼镜用今天的眼光看是典型的奢侈品，一般人是用不起的。清代以来，眼镜制造有了很大发展。康熙年间，北京、上海、苏州、天津等地眼镜制造有了很大发展，至嘉庆年间已较为普及了。

需要注意的是，近视与用眼习惯有关。平时看书光线要适度，时间不宜太长，也不要长时间看手机、电脑、电视，应按时做眼保健操，这样可以有效避免近视。一旦近视了，再用眼镜矫正，那可就晚了。

中医书架

五 轮

眼的结构复杂，中医将它分为五个部分，每个部分都称为“轮”，即胞睑为肉轮、两眦为血轮、白睛为气轮、黑睛为风轮、瞳仁为水轮，称为五轮。

五轮分别对应五脏，所以，《济生方》说：“眼通五脏，气贯五轮。”

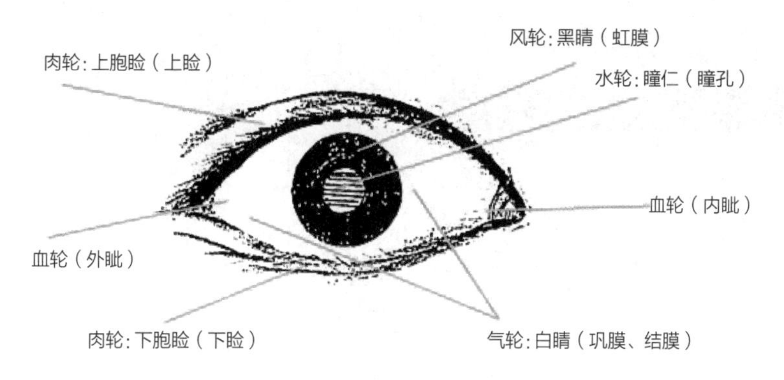

眼部五轮图

中医知识

风为百病之长

风是自然界的信使。当春风吹来，万物复苏；当秋风吹起，草木萧条。风能生万物，也能害万物。当风的变化过于强烈，有的人会适应不了，从而造成疾病，这时的“风”被中医称为“风邪”。

风邪不仅无孔不入，而且它侵犯人体，通常与寒、热、湿等结伴而行。身体所受到外来邪气，大都依附于风邪而侵袭人体，风是向导，是“先锋官”，所以中医说“风为百病之长”。

名言谚语

1. 明目者，可以视色。

——《黄帝内经 · 灵枢 · 官能》

2. 药补不如食补。

动动脑、动动手

同学们是否养成了良好的用眼习惯，谈谈你对良好习惯的理解。如果已经近视了，你打算怎么改变不良习惯？赶紧制订一个计划吧。

第五节 自与鼻

中医学堂

人活着，每时每刻都要靠鼻子喘气，以保障生命活动不停息。

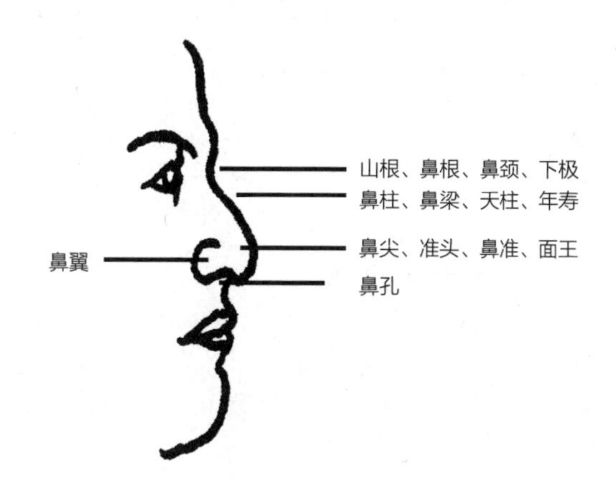

1. 鼻通于肺

鼻，甲骨文作，即“自”字。《说文解字》说：“自，鼻也，像鼻形。”由于人在指称自己时，常常以手指向自己的鼻子，因此“自”有表示“自己”的意思。也许“自”的这个意思用得越来越多，后来干脆就又造了一个新字——鼻。

鼻通于肺，是呼吸之气出入的门户，兼司嗅觉，辨别气息，协助发声。因此，鼻又称“气门”“气户”“肺窍”“肺门”，还有“玄门”“神庐”等名称。因鼻在面部正中，突出高耸，故又称“面山”。

2. 鼻的外部

鼻子的外形可见山根、鼻梁、鼻准、鼻翼、鼻孔。鼻孔通于内，即鼻道。

山根，位于两目内眦之间，山根为心所主之处，是望面诊病的重点部位之一。

鼻梁，是指山根至鼻尖隆起如嵴的部分，内有鼻梁骨。

鼻准，也称“鼻尖”，为鼻梁下端向前隆起的部分。

鼻翼，鼻准两侧半圆形隆起的部分，两侧鼻翼围成鼻孔。鼻翼两旁有个穴位名“迎香”，当鼻塞不通时，用食指和中指按揉一会儿，就会通气。鼻翼也称“鼻翅”。

3. 鼻的内部

鼻道，指鼻孔至颃颡之间的孔道，为呼吸之气出入之道。鼻道中有鼻柱间隔，内有鼻毛。两鼻孔之间的界骨即鼻梁骨，将鼻道一分为二。

鼻为清窍，喜清恶浊、喜温恶寒，总是以通为用。

中医书架

不知香臭

我们平时说一个人“不知香臭”，意思和“不知好歹”差不多。但如果有人嗅觉出了问题，还真的会分辨不出香臭。

说起“不知香臭”，还有个来历呢。唐代著名文学家柳宗元写过一篇《李赤传》，说李赤是个很狂妄的人，自认为写的诗比李白的都好。因此，他把自己的名字改为李赤，用“赤”对“白”，表示与李白不相上下。《李赤传》中说李赤被化装成美女的“厕鬼”所迷，他看到厕所觉得像玉皇大帝的天宫一样美，一进到厕所里闻到的也是兰香之气。所以，李赤非常喜欢到厕所里去，别人救他出来，他还不高兴。后来，没人救他了，他就死在厕所里。

柳宗元写这篇寓言故事，是用其来讽刺一些人不辨是非、不知好歹。柳宗元还说，有很多人只知道笑话李赤，却不知道反思自己。

中医知识

疠（lì）气与瘟疫

瘟疫，是传染性很强的一类疾病。导致瘟疫的元凶是疫疠之气，也称疠气。疠气比起风、寒、暑、湿、燥、火六淫之邪可要厉害得多，只要一沾染上，就极有可能生病，即使平时身体非常棒的人，也很难幸免。疠气致病，发病急、变化快、病情重，有时短短几天时间就会导致死亡。疠气主要通过空气、食物等传染，所以当遇到瘟疫病流行时，一定要注意防范。

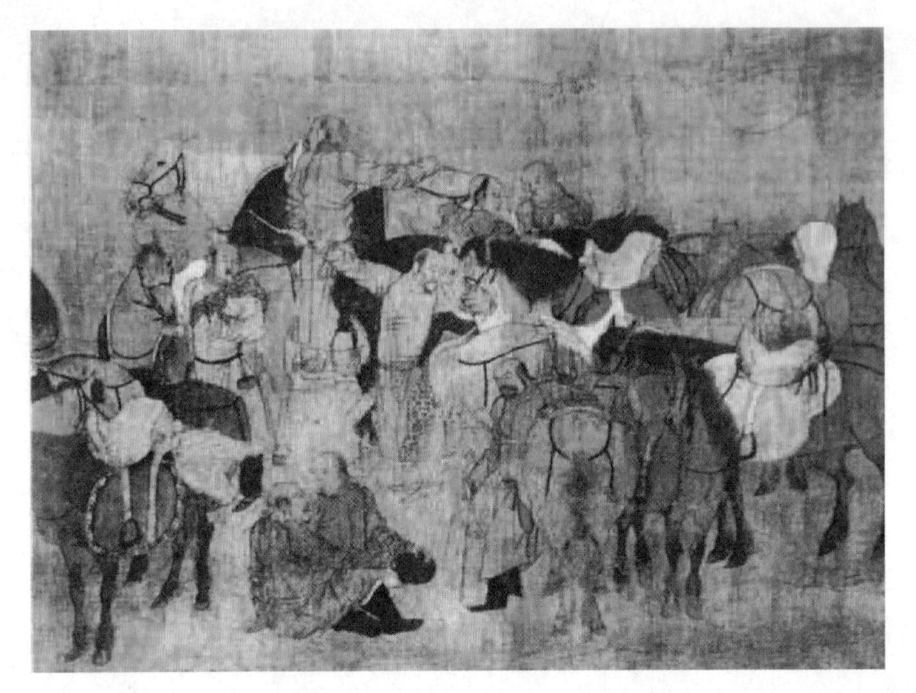

疠气与瘟疫

名言谚语

1. 鼻者，肺之官也。

——《黄帝内经 · 灵枢 · 五阅五使》

2. 肺气通于鼻，肺和则鼻能知臭香矣。

——《黄帝内经 · 灵枢 · 脉度》

3. 遇事不恼，长生不老。

动动脑、动动手

同学们要注意锻炼身体，雾霾时戴口罩，注意防护，这样有利于保护鼻子的健康。

第六节　聪明必有耳之功

中医学堂

世界的美妙，可以说一半来自美丽的景色，还有一半是来自动听的声音。耳聪目明是多么幸福的事啊！

是的，耳聪目明就是聪明的本义。你看聪字，用的就是“耳”字旁。

1. 耳朵的结构

我们的两只耳朵是用来听声音的。《说文解字》说：“耳，主听也。”耳字的甲骨文、金文都像耳朵的形状。不过，这只是耳的外形，实际上，耳分内外两部分。外部为“耳郭”，内部为“耳中”。

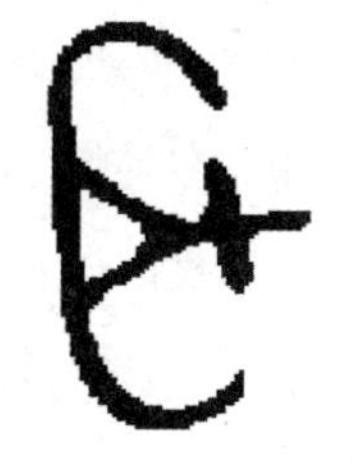

耳（金文）

耳郭也称“耳壳”，即耳突出于头两侧的部分，又可分为耳轮、耳门、耳根、耳垂等。耳轮指耳郭的外部边缘部位，也称“耳弦”。耳门，即耳前似豆状的突起。耳根指耳郭与头的连接处。耳垂指耳郭下垂的部分，也称“耳坠”，因其下垂如珠，又称“耳垂珠”。

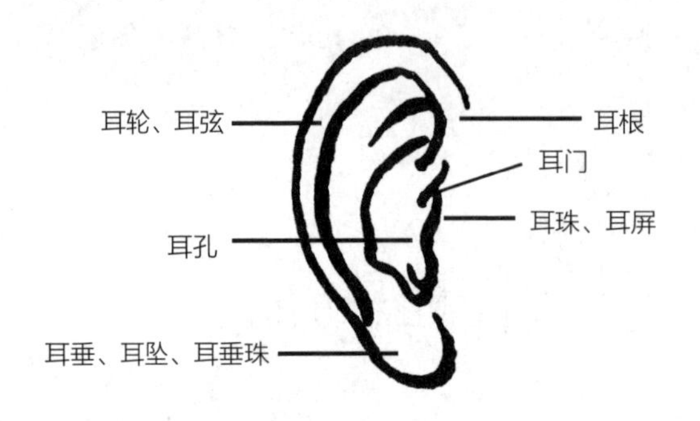

耳中包括耳孔、耳膜等。耳孔位于耳门之后，通于耳中，耳膜为耳孔深处的薄膜。其实，耳中对于听辨声音更为重要，有些人有掏耳朵的习惯，如果用力不当，容易引起耳道损伤。如果不慎将耳膜弄破，造成耳膜穿孔，就会影响听力，有人说“耳不掏不聋”，所以，掏耳朵一定要慎重，不要养成乱掏耳朵的坏习惯。有些人分泌油性耳屎，容易形成“耵聍”，一般也不要自己掏，应该去医院取出较好。

2. 耳　穴

中医看病，有时也会看耳朵，因为耳为肾所主，通过耳郭的形态、大小、厚薄、高低、气色等，可以察知肾气的盛衰。不仅如此，耳与全身都有密切关系，在长期实践的基础上，中医总结出耳郭不同部位与人体脏腑器官的对应关系，并以此作为诊断和治疗疾病的依据，这些不同的部位称“耳穴”。耳穴的分布正像一个倒置的胎儿。目前，耳穴总数达180多个。如果身体有哪里不舒服，中医大夫会找到相应的耳穴，压上一个小豆豆（一般是用一种叫“王不留行”的植物种子）来治疗。

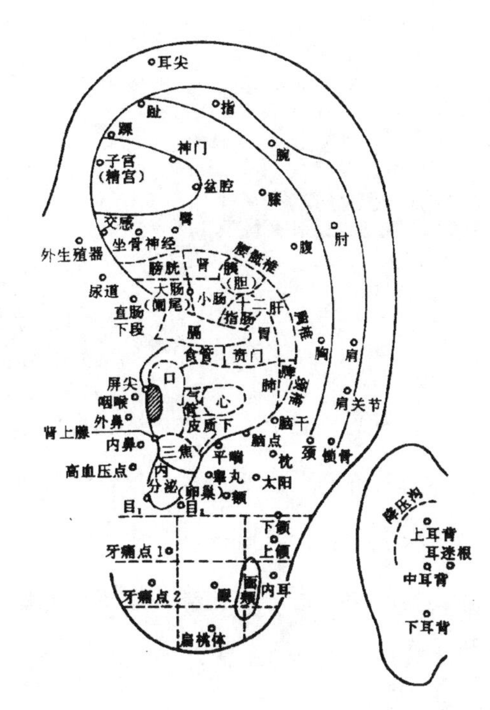

耳穴示意图

中医书架

掩耳护听力

掩耳盗铃的故事大家都听说过，说一个人把耳朵捂住去偷铃铛，以为自己听不见别人也就听不见。

这种事，除了傻瓜没人会这样做。不过，这个成语，我们还可以从另一角度看，就是“掩耳”能保护听力。

掩耳，是避开噪音、减轻听力伤害最为简单的办法。在日常生活中，避开嘈杂的环境，采取一些减少噪音的措施是很有必要的。比如，减少在机器轰鸣、汽车飞奔的场合活动，不要将收音机、电视机的声音开得过大，尤其戴耳机，更应调小音量。当突如其来的噪音传来时，要

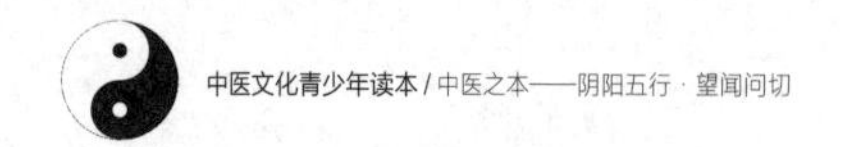

迅速采取一些应急措施，除了掩耳外，还可用棉花球塞住耳孔、把嘴巴张开、咀嚼口香糖或做咀嚼动作等。

中医知识

七 情

七情，就是喜、怒、忧、思、悲、恐、惊，是人常见的情绪变化。在一般情况下，七情属于正常的精神活动，不会让人生病，但如果这些情绪变化持续时间太长，或者这些情绪变化过于激烈，或者有些人心理比较脆弱，这时候七情就能使人生病。由于七情发自于内，所以七情伤人致病也称为“七情内伤”。

名言谚语

1. 耳者，肾之官也。

——《黄帝内经 · 灵枢 · 五阅五使》

2. 肾气通于耳，肾和则耳能闻五音矣。

——《黄帝内经 · 灵枢 · 脉度》

3. 性急百病生，情舒百病除。

动动脑、动动手

同学们查一查“全国爱耳日”是哪一天。反思一下自己生活有哪些不良用耳习惯。

第七节 “咬牙”与“切齿”

中医学堂

“咬牙切齿”本为一个成语，表示痛恨、愤恨到极点。《水浒传》第七十回写道：“只见水军头领早把张清解来。众多兄弟都被他打伤，咬牙切齿，尽要来杀张清。”咬牙切齿，也可以说成“切齿咬牙”，但不可说成“咬齿切牙”或“切牙咬齿”，这是为什么呢?

要回答这个问题，就要说说牙和齿的区别了。

1. 牙和齿不一样

齿（甲骨文）

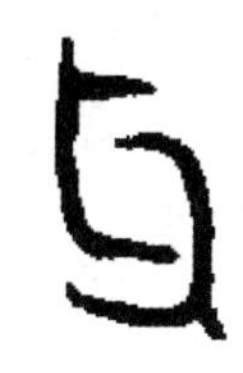
牙（金文）

我们先看“齿”这个字，齿在甲骨文中就出现了，字形像上下两排门牙，后来加声符“止”写作“齒”，简化作“齿”。古代要求女子的仪容举止美德中，有一条是“笑不露齿”，指的是笑的时候不要把门牙露出来，认为那样不够雅。

我们再看“牙”字，这个字的出现比齿要晚，大约金文中才出现，像上下两牙交错之形，指的是我们今天所说的臼齿，俗称“大牙”，因此俗语有“笑掉大牙”，形容笑得厉害。

《黄帝内经·素问》中谈到生长发育时说，女孩7岁“齿更发长”，男孩8岁“发长齿更”，指的是小时候门牙脱落更新。当女子长到“三七”（21岁）、男子长到“三八”（24岁）时，还会长出智齿，《黄帝内经》称之为“真牙生而长极”。

牙和齿从功能上也有一定的区分，齿重在咬，切割食物，而牙重在咀嚼，碾碎食物。因此，成语才会说“咬牙切齿”。不过，在我们今天的语言习惯里，一般牙齿不分，大多统称为“牙”或“牙齿”。

2. 牙齿的作用

牙齿是消化系统的重要门户。它负责将成块的食物加工成细碎的食物，然后下咽。在整个消化过程中担当了非常重要的角色。因此，我们在吃饭时不要狼吞虎咽，而要细嚼慢咽。细嚼慢咽不仅有利于食物的消化吸收，而且还能保护胃以及预防口腔疾病。

牙齿不仅在消化方面很重要，而且还与美观、语言等有关。当人们说话、微笑时，露出的是一口整齐洁白的牙齿，彰显的是自信和健康。

需要注意的是，中医认为牙与骨相连，由肾气所主，牙齿的状况能反映肾气的盛衰。如果牙长得晚或掉得早，都表明肾气不够旺盛。

中医书架

叩 齿

叩齿就是空口叩击牙齿，是一种简单有效的牙齿保健方法。坚持叩齿，可以使牙齿坚固，不生牙病。

叩齿应每日早晚各做一次，每次叩齿次数多少不拘。有一种说法叫“叩齿三十六”，就是每天早晚各叩齿三十六下，同时将产生的唾液咽下。

叩齿必须持之以恒，从小到老一直坚持，方可见到良好效果。

中医知识

七情致病

七情致病的主要特点：第一，发病与精神刺激有关；第二，直接伤及内脏，因情志发自内脏，所以会首先伤及相应的脏，如喜伤心、怒伤肝、思伤脾、惊恐伤肾、悲忧伤肺；第三，都要影响心神，因“心藏神而为脏腑之主”，所以情志所伤都会伤及心神。

名言谚语

1. 齿者，骨之所终也。

——《黄帝内经·灵枢·五味论》

2. 早晚叩齿功，到老牙不松。

动动脑、动动手

同学们，试着数一数，自己有多少颗牙齿。查查看，中医里有什么保护牙齿的好方法。

喜怒哀乐

第八节　牙疼不是病，疼起来真要命

中医学堂

牙齿在身体中属于较坚硬的部分，同时还可感受冷热、压力、疼痛等，如若保护不好，则会导致龋齿、牙痛甚至脱落。俗话说："牙疼不是病，疼起来真要命。"这还真得引起我们的重视呢。

1. 掉牙正常吗?

儿童七八岁时换牙是正常的，一般一周左右会长出新的来。除此年龄段之外，掉牙就不正常了。

韩愈曾写过一首《落齿》：

去年落一牙，今年落一齿。
俄然落六七，落势殊未已。
馀存皆动摇，尽落应始止。
忆初落一时，但念豁可耻。
及至落二三，始忧衰即死。
每一将落时，懔懔恒在己。

叉牙妨食物，颠倒怯漱水。

终焉舍我落，意与崩山比。

……

读到这里，你是不是觉得该好好保护自己的牙齿，不要让它过早掉落呢？

2. 牙刷与牙齿保护

古人很早就知道“食而不漱”是引起龋齿的原因，在《礼记》中就提出“鸡初鸣，咸盥漱”，大约在秦汉时期，就有类似牙签的东西出现了。

三国时期，古人已用盐水清洁牙齿。唐代医学家孙思邈就认为，每天早上放一点盐在嘴里，用温水含一会儿，可以起到“口齿牢固”的作用。

隋唐之际，“揩齿法”开始流行，揩齿的方法有的直接用手指，有的用杨树枝。手指揩齿在敦煌壁画中就出现了，方法是用手指蘸些盐或药物，抹在牙齿上刷；杨枝揩齿是先将杨树枝的一头咬软，然后蘸药物揩牙，除了杨枝，也有用槐枝、桃枝的。以上方法都是非常天然的。

到了北宋，刷牙已成为常识，出现了各种揩齿药，有些已经很像今天的牙膏了。不仅如此，根据考古发现，在辽代的墓葬中，已发现颇具现代牙刷特点的骨柄实物，头部有植毛孔，共两排，每排8个。

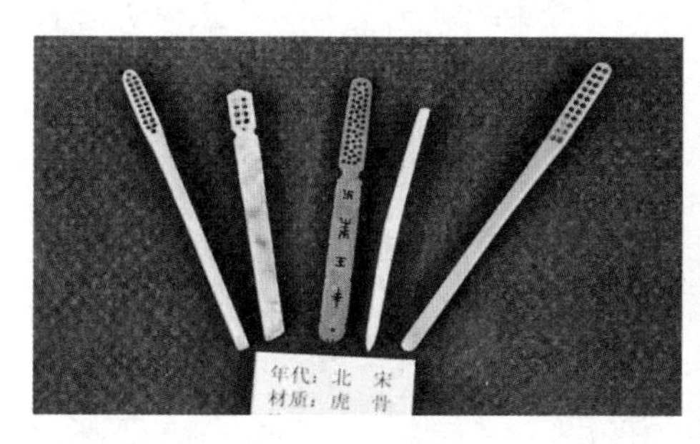

古代牙刷图

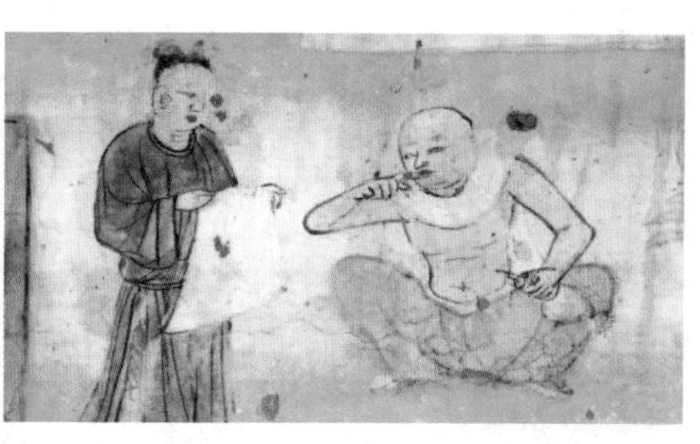

敦煌壁画《揩牙图》

3. 护齿方法

在中医古籍中，还有很多固齿的方法，比如宋代有种药叫“含香丸”，是把丁香、藿香、零陵香等十几种芳香中药研成粉末，用蜜制成糖丸，经常含在口中，对口腔和牙齿有很好的保养作用。还有经常叩齿，简便易行、切实有效。

为了大家的牙齿健康，1989年，卫生部、教育部等部委联合签署，确定每年的9月20日为“全国爱牙日”。

中医知识

饮食致病

人靠饮食活着，每天都要吃饭，但如果饮食不当，同样会使人生病。在各种致病因素中饮食问题最常见，但却往往不被重视。饮食不当，主要表现为饮食不节、饮食不洁、饮食偏嗜等。饮食不节是指饮食的时间、量不规律等，或过饥，或过饱。饮食不洁是指食物不洁净、不健康等。饮食偏嗜是指偏寒偏热，或五味有偏，或有烟酒等不良嗜好等。

名言谚语

1. 上工救其萌芽。

——《黄帝内经 · 素问 · 八正神明论》

莫烦恼，莫烦恼，烦恼最易催人老。

动动脑、动动手

同学们，你已经知道了哪些保护牙齿的好习惯、好方法，和大家交流一下吧。

第九节 舌为心之苗

中医学堂

说到舌，大家会不会想到热播的《舌尖上的中国》呢？那是说美食的纪录片，可见，舌与我们吃东西有很大关系哟。

1. 舌的功能

我们口中的舌头，是个与饮食、说话关系密切的重要器官。舌主管味觉，能辨别不同味道。此外，舌还协助发音、帮助咀嚼。试想一下，如果不让你的舌头活动，能够很好地吃饭和说话吗？

舌，甲骨文写作“ ”“ ”，像蛇口中伸出舌之形，因为蛇的舌头是最易分辨的。人的舌头大约有三寸长，所以也叫“三寸之舌”。有的人语言表达能力强，与其舌有密切关系，所以我们常以“三寸不烂之舌”形容能说会道、善于辞令。《三国演义》中，蒋干说他自幼与周瑜是同窗好友，“愿凭三寸不烂之舌，往江东说此人来降”。此外，还有个成语叫“巧舌如簧”，都和善于言辞有关。

2. 舌为心窍

舌在口中伸缩自如，非常灵巧，所以也称作“灵根”。舌又是红色的，所以还有个异名叫“赤龙”。

中医理论认为，舌与心的关系最为密切，称舌为“心之苗”“心之窍”。我们常说“言为心声”，心声的表达是离不开舌的。

3. 舌下有“金津”和“玉液”

舌有上下两面。上面也称“舌背”，有一层薄薄的舌苔；下面称“舌腹”。当我们把舌头伸出来，再翘上去，可以看到舌腹有紫色筋脉，称为“舌系”，再仔细看，舌系两侧还有两个小孔，能够分泌津液，这两个小孔还有非常好听的名字，左侧的叫“金津”，右侧的叫“玉液”。大家都听说过望梅止渴的故事吧？我们口中总是能保持湿润，主要靠它们在不时地提供津液。

中医把舌看作是身体的一面镜子，认为舌能够反映身体健康或疾病的状况，看病时医生会让你伸出舌头看看，这叫“舌诊”。

积劳成疾

中医书架

舌 苔

舌苔是舌面上附着的一层苔状物。清代石寿堂在《医原》中说：“舌之有苔，犹地之有苔。地之苔，湿气上泛而生；舌之苔，脾胃津液上潮而生。”通过舌苔，可以观察内脏的情况。舌尖对应心肺，舌中对应脾胃，舌边对应肝胆，舌根对应肾。

中医知识

劳逸失度

人活着，既要活动，也要休息，劳逸适度是保证健康的必要条件。如果劳逸失度，或过于劳累，或过于安逸，都不利于健康，甚至也能导致疾病。

过于劳累包括形劳、心劳、肾劳等，《黄帝内经·素问·宣明五气》说“久立伤骨，久行伤筋”，要避免积劳成疾。过于安逸，则气血不畅，很容易导致正气不足、阳气不振等，《黄帝内经·素问·宣明五气》说“久卧伤气，久坐伤肉”，所以不管干什么都要有个“度”。《黄帝内经·素问·宣明五气》还说“久视伤血”，所以看电视、玩手机、玩游戏等，都不能时间太长。

名言谚语

1. 心气通于舌，心和则舌能知五味矣。

——《黄帝内经 · 灵枢 · 脉度》

2. 有静有动，无病无痛。

动动脑、动动手

同学们对照镜子，看看自己的舌头，试着观察一下它每天有什么变化。

第十节　咽喉犹关隘

中医学堂

咽喉是咽与喉的合称，咽是呼吸道和消化道的共同道路，喉是呼吸器官的一部分，喉内有声带。

1. 咽喉之下路几条?

《黄帝内经》中对“喉主呼吸”“咽主饮食”说的是很明确的，但由于咽喉部的结构比较复杂，后来有人竟然错误认为“人有水喉、食喉、气喉”，也就是说认为从咽喉这里又分了三条岔道，一条是气道，一条是食道，还有一条是水道。

宋代的沈括专门写了一篇《咽与喉》，对这个错误的观点进行驳正。他指出，水和食物同时下咽，不可能在口中分开进入两个通道。此外，他还指出，食物、药物直接入五脏的说法是错误的，人们所吃的食物也好，药物也好，只能先进入肠胃，不可能直接通达五脏。

今天，我们都知道，咽喉这里分出两条道：一条是气道（气管），即“呼吸之道”；一条是食道（食管），即“水谷之道”。

2. 咽喉的两大功能

咽喉的功能主要有以下两个方面：

一是行呼吸、发声音。咽喉是呼吸的重要通道，也是发声器官。当然，发声还需要会厌、舌、口唇等多方面的配合。

二是司吞咽、进饮食。食物入口咀嚼后，需经咽的吞咽，经食道而下，直入胃中。

总之，咽喉是人体十分重要的部位之一，一定要保持通畅，否则就会影响呼吸和饮食，那可是关系到性命的大事。

3. 为什么说“食不语”？

咽连着食道，负责下咽食物；喉连着气管，负责气的出入。咽喉之间有会厌相隔，会厌由软骨构成，当我们呼吸或说话时，会厌向上，使喉腔开放；当我们咽东西时，会厌向下，遮住气管，使水或食物不至于进入气管内，这样就

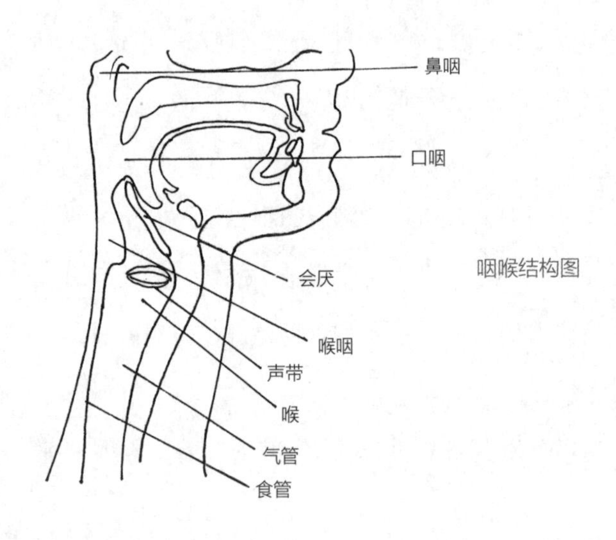

咽喉结构图

很巧妙地把这两个通道分开了。

一般情况下，食物不会跑到气管里，但是如果饮食时说话或嬉戏，一不小心就会“呛着”，就是水或者食物跑到气管里了，轻的咳一会儿就好了，严重的还要动手术，那可就麻烦了。所以，吃饭的时候不能嬉戏，尽量少说话。

中医书架

嗓叫子——人工喉

说到人工喉，大多数人会觉得这一定是现代的发明，但这个结论并不正确，因为早在宋代，就已经有了。

在沈括所著的《梦溪笔谈》卷十三中记载，宋代有人用竹、木、牙、骨之类的材料做成“叫子”，也就是能发出声音的哨子，把它放在喉咙里，能够模仿人讲话的声音，这种哨子就叫“嗓叫子”。书中说有个人嗓子彻底哑了，一句话也说不出来，当时他被人坑了，打官司的时候，他的烦恼与冤情没有办法讲出来。这时，负责审判的官员让人拿来“嗓叫子”，把它放在这人的喉咙里，他就能说话了，发出来的声音就像给木偶戏演员配音一样。这样，官员大概听懂他要说的意思，冤情因此得以昭雪。

嗓叫子，就是我们今天所说的人工喉，可惜有关实物我们今天见不到了。当代科学家制造了新的人工喉，在材质、效果等方面比过去有了很大提高。

中医知识

痰饮和瘀血

痰饮、瘀血、结石等，都是因病而在体内生成的，通常叫“病理产物”。这些病理产物形成后，又会加重原来的病，或者引发新的病。

痰饮是由于人体内的水液运行不畅、停聚而形成的，瘀血是由于体内血液运行不畅、停积而形成的。痰饮、瘀血引发的疾病很多，是非常常见的致病因素。

名言谚语

1. 咽喉者，水谷之道也。喉咙者，气之所以上下者也。

——《黄帝内经 · 灵枢 · 忧恚无言》

2. 不逞一时快，免得遭病害。

动动脑、动动手

同学们，我们知道了咽喉的生理特点，吃饭的时候应该养成食不语的好习惯，避免发生危险，赶紧把这个道理向身边的亲友普及一下吧。

第四章 / 理解中医　从脏腑开始

从身体的角度来说，哪一部分最重要？中医的回答是：脏腑。

脏腑就是五脏六腑，藏在身体里面，是整个身体的核心。中医认为，人的生命活动，如呼吸、饮食、思维、语言、动作、气血运行、浊物排出等，都是由脏腑主导完成的。尤其是五脏，不仅指挥身体的各种功能活动，还贮藏着精、神、气、血等宝贵的东西，是生命活动的主宰者。

中医认为，人是以五脏为中心，以六腑为辅佐，联系五官、四肢、五体、百骸的有机整体。这个整体，就像一个国家，由脏腑负责管理，脏腑就是身体的“官”。

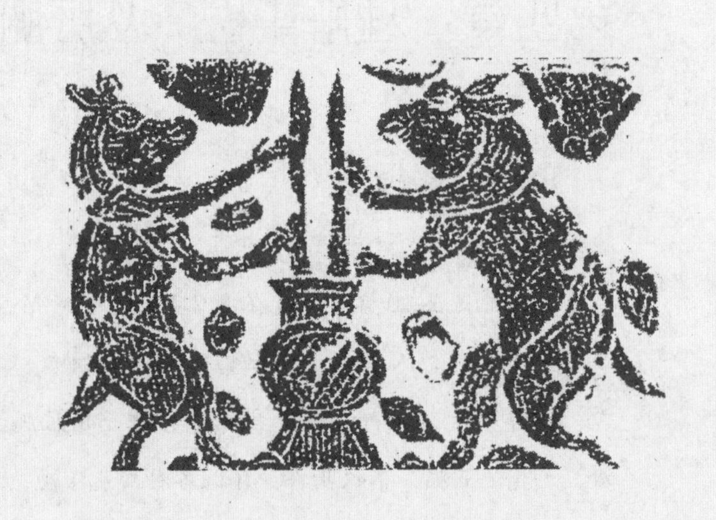

第一节　脏腑“百官图”

中医学堂

古人很早就清楚地知道身体里有心、肺、肝、胆、脾、胃、肠等各种器官了，它们在身体里各自负责什么工作，有什么样的功能呢？经过长期观察和不断思考，古人以朝廷的官职，对它们进行了形象的比喻。古人认为，人体好比一个王朝，最高统帅是心，其余的脏腑都要听从心的指挥，各自有不同的职能。在《黄帝内经·素问·灵兰秘典论》中，有一段话论述了“人体王朝”的结构：

心者，君主之官也，神明出焉。

肺者，相傅之官，治节出焉。

肝者，将军之官，谋虑出焉。

胆者，中正之官，决断出焉。

膻中者，臣使之官，喜乐出焉。

脾胃者，仓廪之官，五味出焉。

大肠者，传道之官，变化出焉。

小肠者，受盛之官，化物出焉。

肾者，作强之官，伎巧出焉。

三焦者，决渎之官，水道出焉。

膀胱者，州都之官，津液藏焉，气化则能出矣。

这段描述好比是人体的“百官图”，各脏腑分工明确、相互配合，共同保障人的生命活动正常进行。这样一种对身体的理解，很早就被人们认可了，并深深扎根在中国人的思想观念中，影响了一代又一代人，直到今天，不仅中医理论仍在应用，而且还影响着我们的思维和语言。比如，我们常说的“心花怒放”“一心一意”“肝胆相照”“古道热肠”“胆战心惊”等成语，都是受了这种理论的影响而产生的。

上面的这段话，也许你一下子看不懂，别着急，那就慢慢往下看，我们一一来解释。

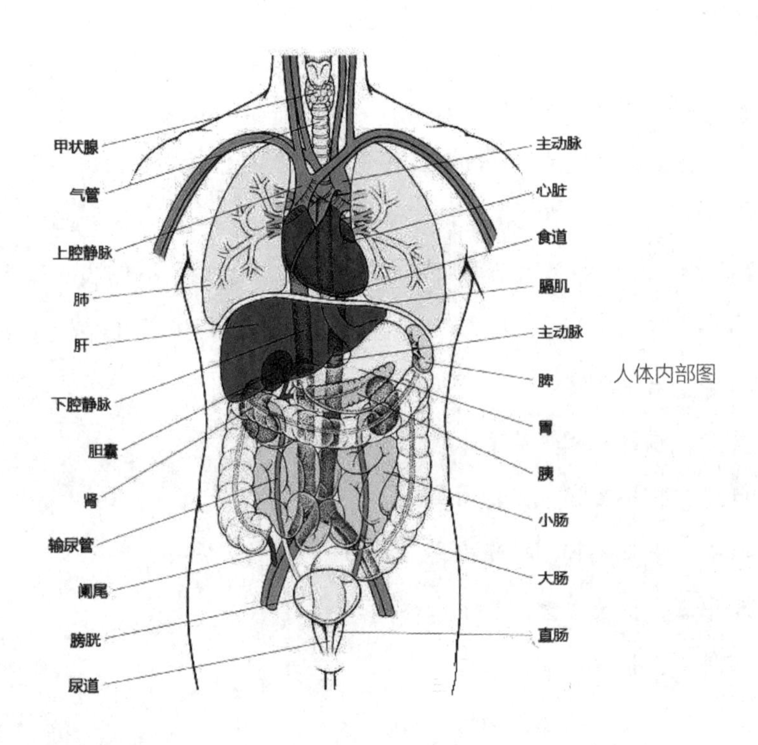

人体内部图

五脏六腑

中医书架

官

官，甲骨文中已经有这个字了，最初大概是指政府机构的建筑，后来指管理机构中的工作人员。过去，根据官员所管的事情给他们命名，比如“司马”“司寇”“司空”“司徒”等，如果你感兴趣，可以查一查这些官都是管啥的。

中医知识

正气与邪气

正气是维护人体健康的各种有利因素，好比身体里的军队，有防御、抗敌、修复等作用。邪气是破坏人体健康的各种因素，好比外来的敌人，能伤害、破坏、扰乱身体。

名言谚语

1. 主明则下安，以此养生则寿。

——《黄帝内经·素问·灵兰秘典论》

2. 入秋萝卜胜似药。

动动脑、动动手

同学们，你还能说出哪些与五脏六腑有关的成语？

第二节　君主之官——心

中医学堂

西医认为，脑是人体的“司令部”，各种生命活动都是由脑指挥的。中医则说“心为君主之官”，是生命活动的最高统帅。中、西医对这一问题的不同理解，是由于两种医学看问题的思路、角度和方法不同。同样是一个事物，以不同的思路，从不同的角度，采取不同的方法，得出的结论就会有差异，类似情况不只是在医学领域里存在。

1. 认识“心”字

古人对心的认识，可以从“心”字的写法来了解。在甲骨文中，“心”是个象形字，人和其他哺乳动物的心脏一样，都有4个内腔，甲骨文的心字正像心的剖面图，说明古人对心的了解是有解剖基础的。

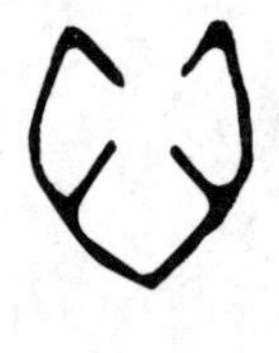
心（甲骨文）

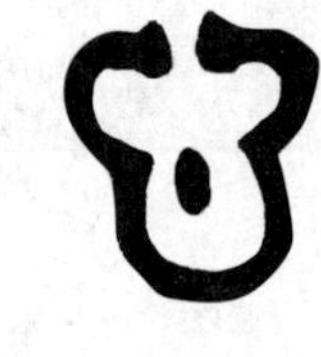
心（金文）

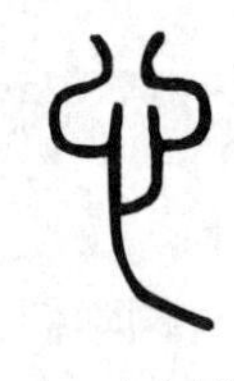
心（小篆）

心位于胸中，在两肺之间，横膈之上，外有心包卫护。心字的形状像倒垂未开放的莲花，形圆而尖向下垂。心内部的孔，中医称“心窍”，也就是我们通常说的“心眼”。我们说一个人“心眼多”，当然不是从生理角度说的，而是指人思维灵活、不死板；若说一个人“缺心眼”“死心眼”，是说这人不灵活、较为死板。

2. 心主血脉

古人很早就认识到血在身体中的重要性，甚至将血等同于生命来看待，因此对血有一种敬畏和崇拜。《黄帝内经》中说：“心主身之血脉。”心能控制血脉，犹如控制生命一样，可见心的重要性了。

心主血脉，包括心主血和心主脉两个方面。主血是指心能推动血在脉道中运行，流动到全身；主脉是指心能使脉道通畅，血行顺畅。

3. 心藏神

心不仅主血脉，更为重要的是它还像一个乐队指挥一样，能够协调全身脏腑、五官、四肢等的活动，所以《黄帝内经》说心为“五脏六腑之大主”。这也就是说，心是身体的统帅与核心，只要心不停地跳动，就意味着生命的存在。

不仅如此，古人还认为心藏神，并主管人的情感、意志、思维，身体的所有命令都是从心发出的，是生命的根本，所以说心为“君主之官也，神明出焉”。《黄帝内经》还说：“心者，生之本也，神之变也。”我们看一下，由“心”“忄”组成的汉字非常多，如思、想、念、怒、愁、怨、情、怀、怕、恨、愉、快等等。古人认为，人的情感、性情、喜乐、忧愁、烦恼、悲伤、疑惑等，都与心主神明有关。

中医对于心的这些认识，与先秦时期典籍中说法是一脉相承的。《孟子集注》说："心之官则思。"《荀子》说："心者，形之君也，而神明之主也。"《礼记 · 大学》也说："总包万虑谓之心。"

总而言之，古人认为，心是生命的主宰，在身体中是至高无上的。

中医书架

心之官则思

《孟子集注》说："心之官则思，思则得之，不思则不得也。"这句话的意思是，人的思维由心所主。在口语中处处可见"我心里想""他有心事""你把心放下""别往心里去"等表述，都把心与思考、思虑联系在一起，心能正常思考，则说"心中有数"。

我们做事情也好，学习也好，都要"用心""专心""细心"。考虑问题不细致，就是"粗心"。对待重要的人或事，要常放在心上，这就是"关心"。如鲍照《代堂上歌行》说："万曲不关心，一曲动情多。"有副对联说："风声雨声读书声声声入耳，家事国事天下事事事关心。"

无论从历史上，还是在现实生活中，关于"心"有说不尽的话题。

中医知识

发 病

发病指疾病的发生。人会不会发病，主要看正气与邪气斗争的结果。如果正气能抵御外来的邪气，人就不会生病。如果正气不能抗御邪气，邪气不能及时消除，而破坏了身体“阴平阳秘”的平衡状态，人就生病了。中医治病，就是帮助正气打败邪气。

名言谚语

1. 心者，五脏六腑之大主也，精神之所舍也。

——《黄帝内经·灵枢·邪客》

2. 我亏人是祸，人亏我是福。

动动脑、动动手

同学们，请找一些与“心”有关的成语、故事，与大家分享一下。

十指连心

第三节　相傅之官——肺

中医学堂

人体中，心的地位最高，为“君主之官”。君主身边最重要的辅佐就是宰相，在身体中，这个宰相就是肺，所以肺为“相傅之官”。相傅，即宰相。

1. 肺为“华盖”

为什么肺这样重要呢？这与肺的位置和功能有关。

肺位于胸腔，左右各一，左边两叶，右边三叶，上面连着气道，与咽喉、鼻相通连。肺在脏腑中位置最高，像一把漂亮的大伞罩在上面。《黄帝内经·灵枢·九针论》说肺为“五脏六腑之盖”，因此，肺又称“华盖”。肺的下面就是心，心被肺叶覆盖着。肺字右边的“市”，是古代朝觐或祭祀时遮蔽在衣裳前面的一种服饰。肺遮挡着心，有保护之意。心与肺一君一相，关系密切，当人极度悲伤时，我们会说“撕心裂肺”。

2. 肺主气、司呼吸

肺的主要功能是主气、司呼吸。我们要不断吸入自然界中的清气，呼出身体里的浊气，这样才能维持生命活动正常进行。呼吸一旦停止，清气不能进入，浊气不能排出，身体内外的气息不能交换，生命活动也就受到威胁。

肺本身不耐寒热，但它又和自然界息息相通，自然界的各种变化，如寒冷、燥热、粉尘、雾霾等，很容易伤害肺脏，因此肺又被称为“娇脏”，也就是说肺很娇气、娇嫩。

3. 肺主皮毛

中医理论还认为，肺主皮毛，是说皮肤、毫发、汗孔等由肺主管，皮毛是抗御外邪最外面的一道屏障，内与肺相合。因此，感冒时出现的各种症状，大多都是外来的邪气影响了肺，因为肺通于咽喉，开窍于鼻，所以会出现流鼻涕、鼻塞、咳嗽等症状。

除了外来的邪气，对肺伤害最大的还有悲伤的情绪。当一个人哭得厉害了，会出现“上气不接下气”，就是因为消耗了肺气，影响了呼吸。

肺也能代表内心深处，所以有些时候我们会说“肺腑之言”“发自肺腑”等。

中医书架

肺石风清

古代人有了冤屈，可以到衙门口击鼓鸣冤。据说，比“击鼓鸣冤”还要早的是“肺石申冤”。什么是肺石呢？肺石是古代设在朝廷门外的红色石头，因为形状像肺的样子，所以叫肺石。

据《周礼》记载，古代的百姓如果有大的冤屈，可以在朝门外的肺石旁站三天，有人就会把他们的冤屈上报给负责法律的官员，冤屈就会得到申诉。沈括在《梦溪笔谈》中说，他在长安见到过唐代的肺石，“长八九尺，形如垂肺”，还说上面刻了字，但已经辨认不清了。在《资治通鉴》中，也说过申冤有击鼓和肺石两个途径。

为什么要把石头做成肺的样子呢？沈括说是因为“肺主声”，这样就可以发出声音诉说冤情。因此，有个成语叫“肺石风清”，用来比喻法庭裁判公正。

中医知识

诊 断

就像打仗要先摸清敌情一样，中医治病之前要搜集疾病的“证据”，叫作“诊”，然后把诊来的资料加以分析，对疾病进行判断，叫作“断”，“诊”和“断”合起来就是“诊断”。

中医诊病的方法主要有四种，即望、闻、问、切，合称“四诊”。

中医断病，就是辨证，辨证论治是中医的特点。

名言谚语

1. 诸气者，皆属于肺。

——《黄帝内经 · 素问 · 五脏生成论》

2. 有了好习惯，身体自然安。

动动脑、动动手

同学们课下找一找与肺有关的成语，看谁找得多。

第四节 将军之官——肝

中医学堂

当一个人情绪激动、急躁，甚至发怒时，会是什么样子呢？对了，瞪着大眼、满脸通红、话说声大，一副要打架的样子，好像点火就能着了。这时我们会说这人“脸红脖子粗”。形容愤怒，还会用“怒发冲冠”这个成语。

这些表现，在中医看来，都与肝有关。

1. 肝主藏血

在五脏当中，肝是“主升”“主动”的，当人体需要捍卫自身健康的时候，肝的作用就首先发挥出来，就像军队要打仗一样，能够迅速调集兵力、合理安排战斗。因此，把肝称为“将军之官，谋虑出焉”，既有力量，又有谋划，就能打胜仗。

肝的这个特点与肝主藏血有关。气血是身体活动的重要保障，哪里需要用力，气血就会更多地集中到哪里去。其中，对血的调动和调节，是肝的主要职责之一。

比如，如果要劳动，肝就会把血向四肢集中；如果用功学习、思考问题，肝就让血集中到心和脑；如果吃得太饱，就不想动，那是因为肝让血跑到脾胃去工作了。当晚上躺下休息了呢？人体血液就较多地流向肝脏。《黄帝内经》说“人卧血归于肝”，这就是“肝主藏血”。

当人激动、发怒时，肝就把血调动到头、面，所以看起来就“脸红脖子粗”了。不过，如果为一点小事就大动干戈，那就是肝的表现太过，是不正常的现象。发怒是肝气发动的表现，而愤怒、恼怒又最容易反过来伤害肝。《三国演义》中有个诸葛亮三气周瑜的故事，就能说明这个道理。

2. 肝主疏泄

肝的另外一个重要职能是“主疏泄”。“疏”是疏通的意思，肝能疏通全身的气，使它升降出入有条不紊，气畅通了，血、津液等也就畅通了，饮食也能消化下行，人的心情自然也就舒畅了。如果肝疏泄太过，就容易发怒；如果疏泄不及，就容易郁闷。

肝和胆相连，而且肝主谋虑、胆主决断，又是一对“最佳搭档”。中医说肝胆是互为表里的关系，因此有“肝胆相照”“忠肝义胆”等成语，用以表达密切关系或重要情感。文天祥在《与陈察院文龙书》中说：“所恃知己，肝胆相照。”表明他与陈文龙关系密切。

肝和心一起常用来表达最宝贵、最真挚、最亲近的情感，比如你常常被说成是父母的“心肝宝贝”。

中医书架

激怒治病

三国时，有一位郡守生病了，请名医华佗给他诊治。华佗了解了病情之后，认为必须让他发怒，病才能治好。

那么，怎么才能激怒他呢？华佗想了这样的办法：他整天在郡守家里住着，东拉西扯，就是不说治病的事，不光不给治病，还向郡守要钱。等把钱要足了，就不声不响地偷偷跑了，更可气的是，他还留下一封书信，把郡守骂了一通。

这么一来，郡守果然很生气，一边下令派人追杀华佗，一边大骂华佗，结果越骂越气，竟吐出好多黑血。吐血之后呢？郡守的病竟然好了。

那你是否担心郡守手下的人会追上华佗，把他给杀了呢？原来，华佗早就和郡守的儿子商量好了这样的治法，在郡守下令后，郡守的儿子嘱咐追兵假装去追就是了。

肝胆相照

中医知识

中医诊病原理

中医诊病，一般不借助什么仪器，而是靠医生的感官从病人的身体直接获取信息，然后通过分析、综合、推理，做出对疾病的判断。中医将人体看作是一个不可分割的整体，认为人体内部发生的病变，必然会反映到外部，表现为神情、面色、舌象、脉象等多方面的改变。因此，通过诊察外部的表现，就可以判断内部的病变。这个道理，《黄帝内经》称为“司外揣内”，就是由表知里的意思。

名言谚语

1. 肝受血而能视，足受血而能步，掌受血而能握，指受血而能摄。

——《黄帝内经 · 素问 · 五脏生成》

2. 枪不擦不亮，身不练不壮。

动动脑、动动手

同学们知道肝怕生气的特点，一定要少发脾气，也要向身边的亲友们宣传不生气的好处。

第五节 中正之官——胆

中医学堂

上面我们说了肝，下面再说说它的“最佳搭档”——胆。

1. 胆里藏着胆汁

胆字是形声字，从月（肉）詹声。胆是个中空的囊状器官，现在也叫“胆囊”。胆的样子像个小梨，里边藏着胆汁。

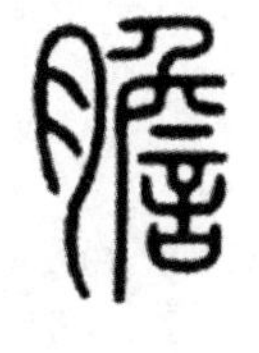

胆（小篆）

胆汁也称“胆液”，黄绿色，味道极苦，所以人们也常把胆说成“苦胆”。胆汁虽苦，却偏偏有人每顿饭都要尝一下。这个人就是春秋时期的越王勾践。他为了时刻提醒自己不忘报仇雪耻，每到吃饭时就尝一下苦胆，以提醒自己。这就是“卧薪尝胆”的故事。

胆汁是在肝里生成的，然后流到胆囊里贮藏起来。当我们吃了食物之后，胆汁就通过一个细细的管子流到肠道里，来帮助食物的消化和吸收。在胆汁生成、排泄过程中，都离不开肝主疏泄的作用。

2. 肝胆相连

胆在肝下边，与肝相连在一起，它们的关系非常密切，所以中医说“肝胆相表里”。成语“肝胆相照”“披肝沥胆”“侠肝义胆”等，都将肝胆并列提及。

3. 胆主决断

中医认为胆的功能，除了贮藏、排泄胆汁以外，还负责决断。决断，就是做出判断、做出决定。当我们遇到事情时，需要正确地加以判断，既不能拖泥带水，也不要鲁莽行事，而是要恰到好处地进行决断。这就需要胆行使它的职责，一个人的性格是优柔寡断还是干脆利索，中医认为与胆有关。正常情况下，胆不偏不倚、刚正无私，所以称它为“中正之官”。

4. 胆大与胆小

我们经常说某人“胆真大”，某人是个“胆小鬼”，那真的是胆长得大或小吗？当然不是。中医认为，胆主决断、勇怯，所谓胆大，就是有胆量、不害怕、勇敢果断。我们有时会说某人“浑身是胆”，是说这人有英雄气概、无所畏惧。《三国演义》里的赵子龙，孤身入敌重围，来去自如，刘备夸奖他“一身是胆”。

一个人，既有谋略，又有胆量，方可成就事业。如果胆量不足，畏首畏尾，疑心重重，往往做不成大事。曹操曾说袁绍“志大而智小，色厉而胆薄”。“胆薄”就是胆小的意思。成语中形容胆小的很多，如“闻风丧胆”“胆战心惊”等。

人的胆量大小，也不是一成不变的，一般随着年龄、阅历的增长，胆量会增大，决断能力会增强。

中医书架

明目张胆

我们今天用“明目张胆”这个成语，主要来形容公开放肆地干坏事，具有明显的贬义，但这个成语在一开始用的时候却是褒义的，指的是有胆识、敢作敢为。让我们看看下面的故事。

唐高宗时，有一位名叫韦思谦的大臣，考中进士之后，先去当了个县令，后来升为监察御史。

韦思谦这个人一向正直，有话就会直说，经常会劝谏君主。有一次，他发现中书令（即宰相）褚遂良用很低的价钱强行购买邻居的田地。韦思谦觉得这样做不对，也不害怕褚遂良官位高、权势大，立刻上书举报他。因为证据确凿，唐高宗也没啥话好说，只好把褚遂良调出京城，降职为同州刺史。

过了一段时间，褚遂良又被恢复了中书令的官职，他便找了理由报复韦思谦，把他贬到很远的地方当县官。

有人替韦思谦打抱不平，暗中去慰问韦思谦，但他仍然不改初衷，慷慨激昂地说：“我是一个正直的人，遇见不合理的事情，当然不会放过，哪里会考虑个人得失呢？大丈夫应该有话就要明目张胆地说出来，这样才能报效国家，怎么可以庸庸碌碌，只顾自己呢！”

中医知识

望 诊

望诊，就是医生用眼睛去观察病人，寻找疾病的“证据”，属于四诊之一。望诊的内容主要包括：观察病人的神情、面色、体形、姿态、舌象、皮肤、五官九窍等，还要观察大小便以及分泌物的形、色、质等。望舌和望面虽属头面部望诊的内容，但因舌象、面色反映内脏病变较为准确，实用价值较高，因而成了中医诊病的一大重点和特色。

名言谚语

1. 肝合胆，胆者，中精之腑。

——《黄帝内经·灵枢·本输》

2. 冬睡不蒙头，夏睡不露肚。

动动脑、动动手

同学们，晚上11点到1点胆经最旺，人在11点之前入睡，胆经才能正常发挥作用，第二天才能头脑清醒、气色红润，所以大家不能熬夜，一定要早睡早起。同学们，快把这个道理告诉身边的亲友吧。

心惊胆战

第六节 臣使之官——膻中

中医学堂

膻（dàn）中既不属于五脏，也不属于六腑，但却被列入十二官当中，可见它是比较特殊的。

1. 心“住”在膻中里

《黄帝内经·灵枢·胀论》中说：“膻中者，心主之宫城也。”心主，就是号称“君主之官”的心。宫城，就是君主居住的宫殿。因此，一般认为，心居住的宫殿就是心包，也就是包裹在心外面的那层膜。另外还有一种观点认为，膻中的范围比心包要大一些，是指整个胸中。

2. 膻中传达心的命令

心在身体中的地位如同君主，是最尊贵的，而膻中的职责，一是传达心的命令，二是保护心的安全，所以说膻中为“臣使之官，喜乐出焉”。臣使之官，如同君主身边的人，负责传达君主的旨意，君主要做什么事，都是通过臣使之官来上传下达的。心是主喜的，这也需要通过膻中表达出来，所以说“喜乐出焉”。

3. 膻中保护心脏

中医认为，膻中包裹于心外，具有保护心脏的作用，一旦有外来邪气侵犯，膻中首先受病，这种情况叫作“代君受邪”。如果邪气突破了膻中这道防线，那病情就比较严重了。正是因为膻中的地位重要，所以才会被列在十二官中。

中医书架

膻中穴

“膻”字有两个读音，一读为dàn，还有一个是shān。读shān时，指气味，如羊肉有膻（shān）味。膻中，则应该读成“dàn zhōng”。膻中除了指“臣使之官”外，还指膻中穴。这个穴位在前胸部的正中，两乳头连线的中点。针灸膻中穴可主治的病症有：胸部疼痛、心悸、呼吸困难、咳嗽、哮喘、过胖、过瘦、打嗝等。

中医知识

望 舌

望舌诊病是中医很有特色的诊法。望舌在《黄帝内经》和《伤寒论》等书中都有不少记载，到了元代出现舌诊专著——《敖氏伤寒金镜录》。

望舌主要包括望舌苔和望舌体两个方面。舌苔是舌面上附着的一层苔状物。正常情况下，这层苔分布均匀，薄白而润泽，揩之不去、其下有根。望舌体，主要是观察舌体大小、颜色，以及是否柔软、灵活。

名言谚语

1. 舌者，心之官也。

——《黄帝内经·灵枢·五阅五使》

2. 粗茶淡饭，保我平安。

动动脑、动动手

同学们照照镜子，看看你的舌苔是什么颜色的？找一张舌苔的图谱看看有什么问题吗？

第七节　谏议之官——脾

中医学堂

在《黄帝内经 · 素问 · 灵兰秘典论》里，将脾和胃合在一起称为“仓廪之官”，而在《黄帝内经 · 素问 · 刺法论》里还有一段类似的论述，则把脾单独称为“谏议之官”。这并不是哪里有什么错误，而是脾本来就具有这样的特点。

1. 脾为“仓廪之官”

脾主运化，运，是运送、转运、输布的意思；化，有变化、消化、化生的意思。我们吃到胃里的食物，要进行精细加工，才能被身体利用，这项工作主要靠脾来完成。脾主运化，就是指脾能够将水谷化生成精微物质，并将它们运送到全身。

消化靠脾和胃密切配合，如果胃不能腐熟，脾也不能很好地运化，食物不消化，甚至可能吃进去什么样，排泄出来还是什么样。时间久了，易导致身体消瘦、气血不足，甚至还会连累到其他脏腑。

总的说来，人体把吃进去的东西转化为气、血等精华，靠的就是脾和胃，所以脾与胃同为“仓廪之官”，而且被称为“后天之本”。

2. 脾为“谏议之官”

谏议为古代的官名，秦代就设立了“谏大夫”，后来改成“谏议大夫”。谏议大夫的职责主要是监察百官，如果发现官员有失职，就直言规正。除了百官，皇帝也不例外，皇帝虽然至高无上，但也要接受谏官的劝谏，这叫作“纳谏”。

《黄帝内经》中把这样的任务交给脾，并不是偶然的。因为中医认为脾除了主运化饮食，还主思虑。即指考虑问题周到全面，能够发现身体的问题，给出合理的建议，所以《黄帝内经·素问·刺法论》说：“脾者，谏议之官，知周出焉。”周，就是周全、缜密。

我们的身体要保持健康，不生大病，除了心的作用之外，还有一个重要问题是脾的不断运化，否则健康就不能持久。而且，心主神明还离不开脾的“谏议”，时刻提醒，不断修正，才不会酿成大祸。

有人把脾的谏议作用与人体免疫功能相联系，并运用到肿瘤的防治，取得了很好的效果。

3. “一脾不能二用”

我们常说“一心不能二用”，是说做事情要专一，不要把精力分散了。这个道理也适用于脾，即“一脾不能二用”。

由于脾既主运化，又主思虑，所以当人有心事、思念太过时，一般就会吃饭不香或吃不下去，或者吃下去了也不消化。时间久了，人会消瘦。“为伊消得人憔悴”，说的就是这样的情况。因此，我们吃饭时要集中精力，认真吃饭，不要分神。

脾的运化：

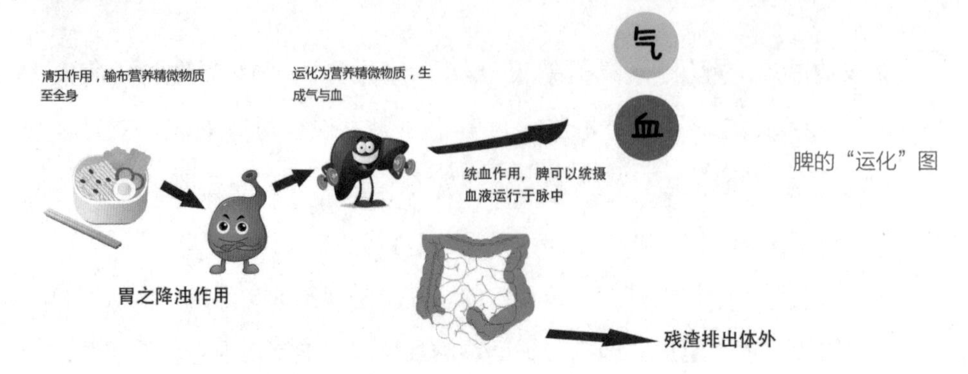

脾的“运化”图

中医书架

沁人心脾与痛入心脾

心和脾常常用来指内心，如果内心感到高兴、舒畅、美好，可以说“沁人心脾”“动人心脾”等。如果是感到悲伤、哀痛，可以说“凄入心脾”“痛入心脾”等。例如三国时魏国繁休伯写的《与魏文帝笺》：“咏北狄之遐征，奏胡马之长思，凄入肝脾，哀感顽艳。”《儒林外史》第四十八回：“（女儿）饿到六天上，不能起床，母亲看着，伤心惨目，痛入心脾，也就病倒了。”

沁人心脾

中医知识

望指纹

望指纹是中医儿科诊病的一种特殊方法。指纹是从虎口至食指掌侧的络脉（浅表静脉），近虎口处第一节为“风关”，第二节为“气关”，第三节为“命关”。正常指纹，纹色浅红、红黄相间，络脉隐隐显露于风关之内，粗细适中。若有病，纹位、纹态、纹色、纹形可能发生异常改变，医生可据此判断病情。

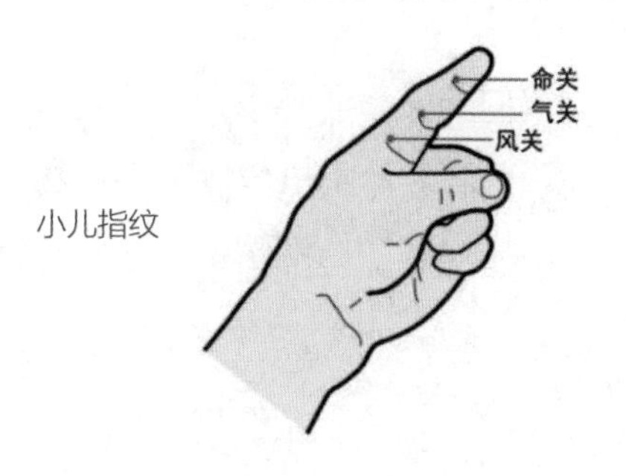

小儿指纹

名言谚语

1. 脾气通于口，脾和则口能知五谷矣。

——《黄帝内经·灵枢·脉度》

2. 常饮菊花茶，老来眼不花。

动动脑、动动手

脾开窍于口，其华在唇。正常的唇色应是红润的，同学们观察一下自己和其他同学的唇色是不是正常的。

第八节　仓廪之官——胃

中医学堂

我们天天都要吃东西，当吃进的东西下咽以后，很快就通过食道进入到胃里面。然后要在胃里停留一些时间，才会进到小肠。

中医认为，胃的主要功能是受纳和腐熟水谷，那什么是“受纳”？什么是“腐熟”呢？

1. 胃主受纳

我们先看看“胃”这个字古代的写法，字的上半部分像胃里装着食物的样子。《说文解字》说：“胃，谷府也。”所谓“谷府”，是说胃就是人体当中的粮仓，能接受、容纳吃进去的食物，所以也称作“太仓”或“水谷之海”。假如胃不能受纳，人就不爱吃饭，甚至还会出现恶心、呕吐等。

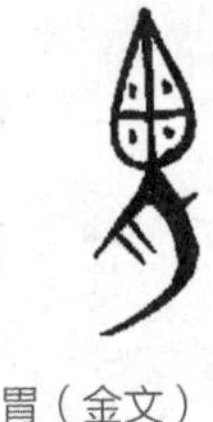
胃（金文）

2. 胃主腐熟

食物在胃中要进行初步消化，慢慢变成食糜，因其味酸腐，这个过程在中医上就是“腐熟”。食物只有经过腐熟之后，进一步变化出精微物质，才能被吸收利用。如果在吃饭时，我们咀嚼得细一些，就能够减轻胃的负担，所以，提倡“细嚼慢咽”是有道理的。

3. 怎样保护好胃

人生下来以后，就要靠饮食维持生命。《黄帝内经》上说“人以水谷为本，故人绝水谷则死”，与俗话所说的“人是铁，饭是钢，一顿不吃饿得慌”意思是一样的。在饮食这个问题上，胃承担了非常重要的任务，所以我们应该懂得保护它。

保护胃，中医有个基本原则，叫作“食饮有节”。有节的意思是有规律，比如一日三餐的时间要基本固定，食量也要基本固定。吃东西要有所节制，不要贪食自己喜欢的东西。如果不加节制，小孩很容易长成小胖子，大人会长出“将军肚”。我们常说“病从口入”，就是不仅要注意吃得干净，还要懂得“有节”。因此，养成良好的饮食习惯，是保证一生健康的基础。

当今社会，患胃病的人不少，长期不注意饮食习惯，身体还会出现其他方面的问题。怎样保护好胃，应该引起我们的重视。

中医书架

胃不和则卧不安

这句话出自《黄帝内经·素问·逆调论》。

“胃不和”，是指胃不平和、不舒服。“卧不安”，就是睡眠不好，比如入睡困难、睡不安稳、易惊醒、多梦、早醒、醒后感到疲乏等。

胃不和的原因主要是饮食不节。比如平时饮食不规律、暴饮暴食，尤其是晚餐过饱，喜吃夜宵，致使胃部胀满难受，这样就会影响睡眠。

此外，患有胃病的人，也常常会出现睡眠问题。

总之，我们应该重视对胃的保护。

中医知识

闻　诊

闻诊就是医生用鼻子和耳朵寻找疾病的“证据”。用鼻子主要是闻病人身上（如口气、体气）或排出物（如呕吐物、痰、涕、大小便等）发出来的气味。用耳朵主是要听病人发出的声音，包括病人说话、呼吸、咳嗽、喷嚏、呕吐、打嗝、肠鸣、放屁等的声响。

名言谚语

1. 胃者，水谷气血之海也。

——《黄帝内经 · 灵枢 · 玉版》

2. 饥不暴食，渴不狂饮。

动动脑、动动手

同学们，请你们反思一下自己有没有饮食不节的情况，如果有，尽快纠正这种错误，好好保护自己的胃吧！

第九节 传导之官——大肠

中医学堂

消化系统中的肠道包括大肠、小肠两部分。虽然都叫作肠，但它们的职责是不同的。

1. 宽大的大肠

大肠起自阑门，前面连接着小肠，但比小肠要粗大得多。大肠起始于右下腹，先向上升起，然后横着走，从左边向下，最后连接肛门。大肠从升到降，几乎绕了一圈，这部分也称“回肠”。接近肛门的地方比较宽大，也称“广

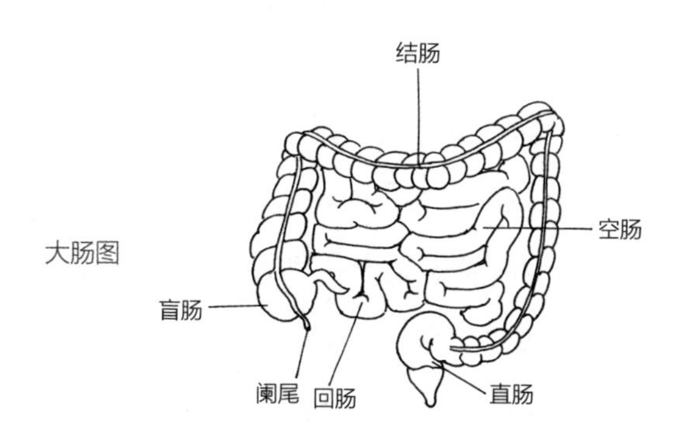

大肠图

肠”。西医将大肠分为盲肠、结肠和直肠三部分。

2. 大肠负责传送糟粕

大肠是消化道的最后一部分，它的主要任务是将小肠传送来的食物残渣变成糟粕——大便，并通过肛门有规律地排出体外。因此，《黄帝内经》称大肠“传导之官，变化出焉”。

排出来的大便，其味臭，被视为污浊之物，通常为人所厌恶。但通过它能够了解身体的健康状况，是不能被忽视的。

3. 大肠主津

从小肠传送到大肠的食物残渣还比较稀，含有大量水液，大肠要吸收多余的水分，才能逐步形成大便。这个特点，中医称为“大肠主津”。

大肠主津的作用，会影响大便的质地。如果水分留下太多，大便就会偏稀，或者拉肚子。如果留下的水分少，大便就会偏硬、干涩，出现便秘。

4. 排泄需要配合

中医认为，大肠的功能并不是自己独立完成的，它与脾气的运化、胃气的通降、肺气的肃降、肾气的固摄等有着密切的关系。所以中医治疗便秘不仅仅是用泻药攻下那么简单。

在中医看来，大便是否正常，与脾胃关系很大。饮食的摄入与粪便的排出，这“一进一出”的协调，主要是由脾胃主导的。

与下水道不通的道理一样，大便排泄不畅，身体里的污浊之气就会向上，中医称为“浊气上泛”，严重的可以出现口臭、恶心、头重昏闷等。

不正常的大便有时还与情志有关系。比如在惊恐的状态下，会出现大小便失禁。

中医书架

便 秘

清末名医余听鸿有一部医案著作叫《诊余集》，在其中的一个医案里有一段关于便秘的论述，通过形象的比喻，把问题讲得很清楚，体现了中医的思维与特点。他说：

“人之大便不通，如河道之舟不行。气不畅者，如舟之无风，当服以理气药；如河中草秽堆积，当服以攻积导滞药；如有坝碍阻塞，当服以软坚攻下药。此症乃河中冰冻不解，不能行舟，若不服以温药，使暴日当空，春回寒谷，东风解冻，其舟断不能通，阴结之症，非温药安能奏效。若云大便不通，即服攻下之品，此人人能为之，延医何为哉？”

中医知识

问 诊

问诊是医生直接向病人提出一些询问，比如哪里不舒服、什么时间开始的、什么时间加重或减轻等等，通过问答以了解病情，尤其是发病的原因及过程，这对于诊断十分重要。关于问诊的内容，曾被总结成

《十问歌》：

一问寒热二问汗，三问头身四问便，
五问饮食六问胸，七聋八渴俱当辨，
九问旧病十问因，再兼服药参机变，
妇人尤必问经期，迟速闭崩皆可见，
再添片语告儿科，天花麻疹全占验。

名言谚语

1. 肺合大肠，大肠者，传道之腑。

——《黄帝内经 · 灵枢 · 本输》

2. 常乐常笑，益寿之道。

动动脑、动动手

同学们，问问家里的长辈，是否有便秘的问题，然后通过网络搜集信息，一起用中医的方法，帮助长辈解决这个问题吧。

第十节 受盛之官——小肠

中医学堂

小肠位于腹中，其上口与胃在幽门处相接，下口与大肠在阑门处相连。小肠在腹中弯弯曲曲，来来回回，是消化道中最长的一段。

1. 小肠受盛和化物

小肠被称为“受盛之官”，受盛，是指接受由胃下传的食糜，并进行进一步消化。因此，食糜要在小肠停留较长时间，化为精微和糟粕，这一功能中医称为

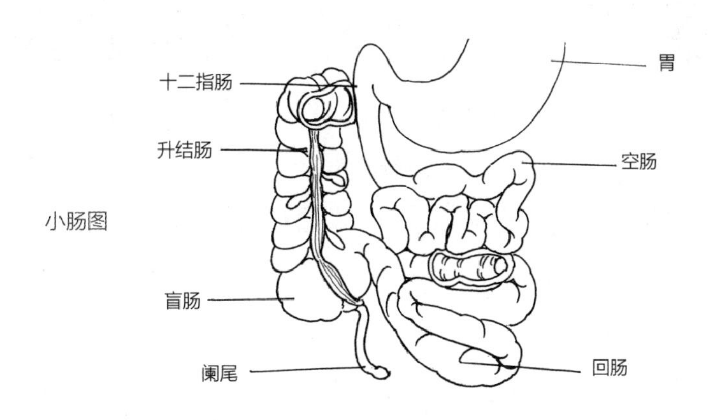

小肠图

“化物”。因此，《黄帝内经》说：“小肠者，受盛之官，化物出焉。”

2. 小肠“泌别清浊”

食糜在小肠中，还要分化成清、浊两部分。清，指的是食物中的精华和津液，被输送到身体各部利用；浊，指的是食物残渣和水分，通过阑门被传送到大肠。这也是小肠的重要功能，叫作“泌别清浊”。如果小肠工作“失职”，清浊混在一起下传，就会导致拉肚子。有些人吃饭不消化，很快排泄，会被说成是“直肠子”。当然，如果一个人性格耿直，说话不转弯，也会被人说成“直肠子”，或“一根肚肠通到底”。

3. 肠与心肠

肠分大、小，主要是从医学角度说的。在一般人眼里，大肠、小肠统称为肠。在汉语中肠却常用来表达内心情感。比如，向亲人倾吐内心为“诉说衷肠”，一首感染力强的乐曲能震撼心灵，常常用“荡气回肠”来形容。

“心肠”经常连在一起用，表示热情，与中医所说的心与小肠相表里有关。一个有热心、有热情、积极向上、乐于助人的人，我们常说他“热心肠”。如果一个人有爱心、待人和善，会说他“菩萨心肠”。

形容忧思，常说“愁肠”；形容挂念、放心不下，常用“牵肠挂肚”等；形容悲切，有“夜雨闻铃肠断声”“断肠人在天涯”等诗句。

总之，在中国传统文化中，对于肠的理解，不仅有医学的内涵，而且还有古人的想象和体验。

中医书架

肝肠寸断

形容极度悲切、忧伤的词，莫过于“肠断”或“肝肠寸断”了。

刘义庆《世说新语》上记载，东晋的桓温去攻打蜀地，部队行进到三峡的时候，军中有人捉到了一只小猿猴。这只小猿猴的母亲沿着河岸哀号，桓温的船队开到哪里，母猿就跟到哪里，走了一百多里，母猴最后跳到船上，悲号而死。他们打开母猴的肚子一看，它的肠子断成一寸一寸的了。桓温听到这事以后，非常气愤，下令贬退了那个军人。

中医知识

切 诊

切诊是最具中医特色的诊法之一，包括两个部分，即“切脉”和“按诊”。因脉诊有独特的中医特色，故一般所说的切诊指的就是切脉。

脉诊，也称诊脉、持脉、摸脉、候脉等，是医生用手指切按病人的脉动，探测脉象。

脉诊的方式有三种：一是遍诊法，二是三部诊法，三是寸口诊法。寸口诊法最为常用。

寸口在两侧手腕桡动脉搏动的地方，分为寸、关、尺三部，左手分别对应心、肝、肾，右手分别对应肺、脾、肾（命门）。

名言谚语

1. 心合小肠，小肠者，受盛之腑。

——《黄帝内经·灵枢·本输》

2. 核桃是个宝，常吃身体好。

动动脑、动动手

同学们，大家上网查查资料，来找一找自己的“寸口”在哪里吧。

第十一节 作强之官——肾

中医学堂

肾，位于人的腰部，在脊柱两旁，左右各一，形状像蚕豆，但比蚕豆可要大得多。

肾这个“官”，管的事不仅多，而且非常重要。

1. 肾为先天之本，藏精气

首先，肾主藏精。中医理论中的“精”是构成生命和维持生命活动的物质基础，仅这一条，就决定了肾在脏腑中极重要的地位，古人称肾为“先天之本”“生命之根”。

中医认为，精有先天和后天之分。先天之精，是从父母那里禀受而来的，出生之前构成了人的胚胎，出生之后是人体生长发育的重要基础。后天之精，是出生后通过脾胃运化饮食而产生的。先天之精与后天之精相互促进，对人的一生都是至关重要的。

简单地说，从小到大成长的过程中，肾精不断充盛；由壮年到衰老，肾精则不断减少。

2. 肾主骨、生髓

身体是由骨骼支撑的，可以说骨是“立身之本”，而骨也是由肾主管的。肾不仅主骨，还能生髓，所以肾对身高及身体是否强壮都起着重要作用。

说到这里，我们就可以明白为什么说肾是“作强之官，伎巧出焉”了。“作强”主要指身体的强壮、健旺；“伎巧”即技巧，主要指智力强、身体灵巧。这两个方面的作用，都与“肾主藏精”“主骨生髓”密切相关。

3. 肾主水

肾的另一重要功能是主管水液。水液在身体转运、排泄等方面，与很多脏腑有关，其中肾发挥了重要作用，尤其在水液排泄方面，主要由肾来控制。肾的功能正常，开阖有度，小便排出就会是正常的。如果肾出了问题，则往往出现小便排不出或失禁等状况。

说到控制，肾不仅能控制小便，也能控制大便，体现的都是肾的固摄能力。而这些能力，仍与“肾主藏精”有关。

因此，人一生当中，都应该保护好肾精，不能轻易使其损伤。

中医书架

命　门

顾名思义，命门有“生命之门”的意思。关于命门的概念，古人有数种观点。《黄帝内经》中的命门指的是眼睛。后来，《难经》中提出命门是人的两肾，“左者为肾，右者为命门”。到了明清时期，医家们针对《难经》的说法展开一些争论，并提出“两肾合起来叫命门”“两肾之间为命门”等不同说法。这些争论，其实都体现出了肾的重要性。

中医知识

脉　象

脉象就是医生摸脉时所感知到的脉动频率、节律等。正常脉象，也叫“常脉”，特点是来去从容和缓、脉力大小适中、跳动节奏均匀规则，每分钟跳动次数约为60~90次。异常的脉象，也叫“病脉”。晋代王叔和《脉经》将病脉总结为24种，明代李时珍总结为28种。医生根据病脉可以了解疾病的情况。

名言谚语

1. 肾者，主蛰，封藏之本，精之处也。其华在发，其充在骨。

——《黄帝内经·素问·六节脏象论》

2. 饭前洗手，饭后漱口。

动动脑、动动手

同学们，肾主骨、生髓，按时作息，是保养精气的健康方式之一，一定要养成好习惯，快把这些道理告诉身边的亲友吧。

第十二节　决渎之官——三焦

中医学堂

三焦是中医特有的一个概念，也是一个很特殊的概念。

1. 三焦是上焦、中焦、下焦的合称

关于三焦，历代有多种解读。一种观点认为，它是胸腹腔内由脏腑之间的空隙所形成的大通道，也就是胸腹腔内五脏和另外五腑之外的部分，可分为上焦、中焦、下焦三个部分，合称为“三焦”。

因为三焦是由脏腑之间的空隙构成的，如果把人体解剖了，这些空隙反而看不到了，所以说三焦是“有名而无形”的。因为三焦这个腑太特殊，而且“个头”特别大，没有哪个脏腑能和它做伴，所以又称三焦为“孤府”。

2. 三焦的功能

三焦在身体里有什么作用呢？一个是通行元气，一个是运行水液。

元气是人体最根本的气，它根源于肾，通过三焦运行到全身。三焦不能

正常输送元气到哪里，哪里的元气就会不充足，也就意味着哪里会生病。

除了通行元气，三焦还要运行水液，使水液上下通行无阻，及时布散和排出。所以《黄帝内经》说：“三焦者，决渎之官，水道出焉。”决，是疏通的意思。渎，指的是沟渠。决渎，简单地说就是“疏通水道”。

如果上焦出了问题，就会使水液停留在头面、胸部；中焦出了问题，就会使水液停留在胃脘（wǎn）；下焦出了问题，就会影响大小便。水液滞留，就会形成水肿、痰饮一类的病证。

3. 三焦的分合

三焦作为一个大的腔隙，合则为一，分则为三。

上焦，位于横膈以上心肺所在的胸部，主要功能是宣发、布散元气和水液，《黄帝内经》形容它的特点是“上焦如雾”。

中焦，位于腹部脐以上的部位，这里有脾胃和肝胆，主要功能是化生和输布水谷精微，《黄帝内经》形容它的特点是“中焦如沤”。

下焦，位于腹部脐以下的部位，这里有肾、膀胱、大小肠等，主要功能是排泄糟粕，《黄帝内经》形容它的特点是“下焦如渎”。

三焦是一个纯正的中医学术语，需要深刻理解。

中医书架

三焦辨证

三焦辨证，是中医治疗外感温热病的一种思路和方法，由清代温病四大家之一的吴鞠通提出。

三焦辨证，就是根据温病的不同表现，把疾病分为上、中、下三焦进行分析。如疾病的主要表现在咽喉至胸膈，就属于上焦病变；若重点在脘腹，就属于中焦病变；若是以下腹及二阴为主，就属于下焦病变。

区分了上、中、下三焦的病变，治疗就要采取不同的原则。吴鞠通在《温病条辨》中说："治上焦如羽（非轻不举），治中焦如衡（非平不安），治下焦如权（非重不沉）。"意思是，治疗上焦的病要用轻灵上行的药，治疗中焦的病要用不轻不重、不升不降的药，治疗下焦的病要用沉重下行的药。辨证施治，充分体现了中医治病的特点。

中医知识

按 诊

按诊属于切诊的一种，是医生用手触摸、推按病人身体的某些部位，以了解身体的异常变化，从而判断病情的一种诊法。

按诊的部位重点是肌肤、颈项、胸胁、腹部、手足和腧穴等。

名言谚语

1. 三焦者，中渎之腑也，水道出焉。

——《黄帝内经 · 灵枢 · 本输》

2. 若要身体安，三分饥和寒。

动动脑、动动手

同学们，中医学有自己独特的体系，除了三焦，你还知道哪些属于中医独有的名词呢？

第十三节 州都之官——膀胱

中医学堂

不管大人、小孩，每天都要排尿。那么，尿在从身体里排出来以前，藏在哪里呢？如果你回答是从肚子里排出来的，那可就太笼统了；如果回答“膀胱”，就非常准确！

1. 膀胱贮存尿液

膀胱，也叫“胞”“脬”，俗称“尿（suī）胞”。膀胱位于小腹中央，在肾的下方，上面连着肾，下面连着尿道。

膀胱的主要作用就是贮存尿液。我们喝的水、饮料以及食物中的水分，到了胃里后，经过脾的运化，就变成津液被人体利用。被人体利用后的津液，最后就会聚到膀胱里，当贮存到一定量的时候，就成为尿排泄出来。

正因为膀胱具有这样的功能，所以《黄帝内经》中说它是“州都之官”。州都的意思是水液蓄积的地方。我们看“州”这个字的甲骨文，像弯曲的河流中间有一点陆地，州字本来的意思就是水中陆地。

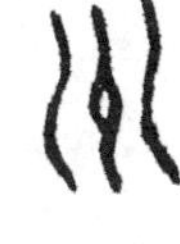
州（甲骨文）

2. 膀胱与肾相表里

需要注意的是，中医认为，膀胱什么时候往外排小便，自己说了不算，它要听从肾的指挥。因为肾司开阖，所以，一旦小便出现问题，比如小便过频，晚上尿多、尿床，或小便不通、有尿不完的感觉，中医通常要考虑从肾的角度治疗。因此，中医又说肾与膀胱相表里。

3. 小便也很重要

需要提醒大家的是，要保障身体健康，应及时、足量饮水，保证小便来源充足。此外，还应养成良好的排便习惯，尤其是不要憋尿。虽然膀胱有一定的伸缩性，但经常憋尿会影响膀胱的功能，甚至出现尿失禁。

一个人的小便，往往能反映健康的状况。所以，要学会观察自己的小便，如果小便次数、尿量、颜色、气味、感觉等有异常变化，应该问问父母，或抓紧去看医生。

中医书架

提壶揭盖

清代医案中记载，有个人患了小便点滴不通的病，憋得很难受（中医称这种病叫“癃闭”）。有的医生给他开了通利小便的药，并不管用，后来请了一位叫张志聪的名医诊治。张医生经过分析，给他开了防风和苏叶两味药，这两味药并不是利小便的，而是宣通肺气的药，结果他一吃小便就通了。病人不得其解，张医生给他打了个形象的比方：我们从茶壶里倒水，如果把壶盖那个眼堵住，水就不容易流出来，松开后，气通了，水就流出来了。癃闭就像壶盖上面的眼堵住了，而宣通肺气就好比把壶盖上的眼打开。这种治病方法，中医称为“提壶揭盖”。

中医知识

八纲辨证

八纲，就是表、里、寒、热、虚、实、阴、阳八个纲领。八纲辨证，就是将疾病按照这八个纲领进行辨别。这八个纲领，实际是相对的四组，即表里、寒热、虚实、阴阳，也就是要分析和确定这个疾病在表还是在里，属寒还是属热，是实还是虚，偏于阴还是偏于阳。其中，阴阳又被称为八纲的总纲。

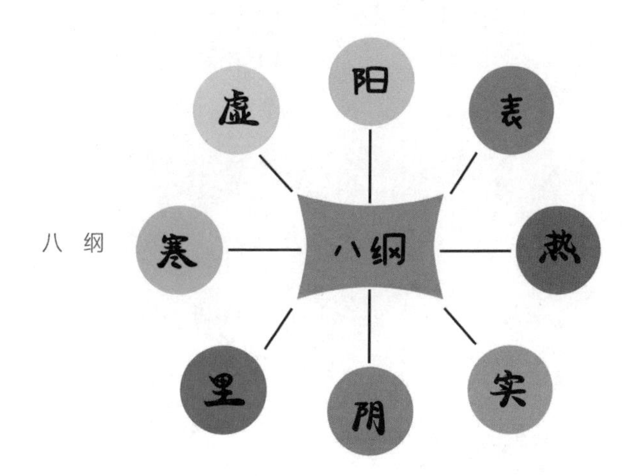

八 纲

名言谚语

1. 肾合膀胱，膀胱者，津液之腑也。

——《黄帝内经 · 灵枢 · 本输》

2. 饭菜宜清淡，少盐少病患。

动动脑、动动手

同学们，从现在开始，要注意足量饮水，并学会观察自己的小便状况，这对保持健康是很有益的。

第五章 / 体会中医　从生活开始

生命是复杂而奇妙的，并且不断运动变化着。比如醒着时我们会活动、思考、说话、吃饭，即使入睡了，心脏还在不停地跳动，气息还在不停地进出，还会做梦。所以，只要人活着，这些变化就一刻也不会停止。

中医是怎么看待这些变化的呢？下面就和大家说一说。

第一节 谁为身体“守边疆”

中医学堂

我们生活在自然界中，能感受到一年四季有刮风、寒冷、暑热、潮湿等变化。

当气候变化时，我们的身体会相应地做出调整和应对。比如天气变热了，汗孔就会打开，身体就会出汗；天气变冷了，汗孔就会闭紧，甚至起“鸡皮疙瘩”，提醒我们要添加衣服。

1. 保卫身体的叫“卫气”

那由谁来负责保卫我们的身体呢？中医学理论认为是卫气。

顾名思义，“卫”是保卫、防卫的意思。卫气就是人体中具有保卫、防卫功能的气，就像一个国家守卫边疆的军队一样，时刻捍卫着国家的领土安全，而卫气则保卫我们的身体不受外来“敌人”的侵犯。

卫气是身体里正气的重要组成部分。既然是气，当然它也是无形而不可见的。中医学理论认为，卫气运行于血脉之外，在全身的皮肤、肌肉中广泛分布。卫气能够温养全身，将体温维持在恒定的状态，保障人与自然的协调统一。

皮肤中有卫气运行，皮肤上的毛发，同样能得到卫气的温养。卫气还负责调整汗孔的开阖，排泄汗液。有时我们会感冒，这时体表卫气的功能是下降的，不能有效阻止“外敌”的侵犯。感冒刚开始时会感到身上发冷，这是邪气侵入皮肤、闭塞汗孔的表现；再后来可能发烧，那是调动了身体里的卫气奋起抗邪的缘故。

2. 卫气虚弱常感冒

有的人体质较弱，经常出现怕冷、好出虚汗的状况，感冒比较频繁，这是卫气虚弱的表现。遇到这种情况，应该通过饮食、锻炼等方法来充实卫气，或服用一些能够补充卫气的方药，如“玉屏风散”。

怎样调整身体充实卫气呢？这得了解一下卫气的来源。卫气的来源与肾、脾、肺的关系十分密切。肾藏先天之气，先天之气充足，卫气就充足，这样的人一般不易感冒。相反，先天之气不足，卫气就虚弱，抵御外邪的能力自然不

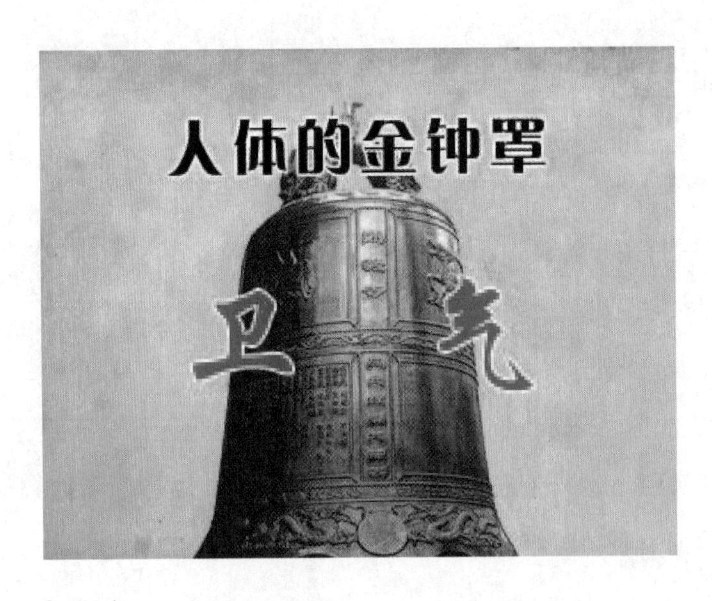

强，就容易生病。

即使先天不足也不必担心，因为先天是可以通过后天调养而改善的。卫气来源的另一个重要途径是饮食。我们吃的东西，经过脾胃运化，其中精微滑利的部分则化成卫气，源源不断地充斥到身体里。如果一个人饥饿、劳累太过，会出现手脚发凉、身上没劲、出虚汗等状况，就是因为卫气得不到补充，不能温养皮肤，不能控制汗孔正常开阖。所以，合理而有规律的饮食，对于充实卫气以及保持身体健康是十分重要的。

3. 卫气也要休息

卫气也不能全天都为我们“站岗放哨”，它也需要休息。卫气什么时候休息呢？在我们睡觉的时候，卫气就“隐蔽”起来进行休整，所以，睡觉时盖的被子会比白天穿的衣服要厚一些。如果同学们晚上睡觉不老实，乱蹬被子，也容易感冒，道理就在于此。古人十分强调作息要有规律，这样卫气才能“休息好”，才能很好地为我们的身体“守边疆”。

中医书架

不寒而栗

突然遇到寒冷，我们会轻微地颤抖，皮肤上出现密密麻麻的小颗粒，就是我们通常所说的“鸡皮疙瘩”，这是身体抵抗寒冷的一种表现，可以说是“因寒而栗”。

有时不因为寒冷，而是受到惊吓也能出现这样的现象，有个成语叫作“不寒而栗”，说的就是这个意思。

关于这个成语的来历，我们得从西汉时期的一位女医生说起。

汉武帝时期，有位女医生叫义姁（xǔ），因医好了王太后的病，太后对她很是喜爱。因此，她的弟弟义纵得到了汉武帝的重用。

汉武帝认为义纵很有才能，就不断地提拔他，从河内郡都尉升为南阳太守。后来，又调他担任定襄太守。义纵也没有辜负汉武帝的期望，能够依法办事，也不怕得罪有权有势的人，很多豪族权贵听到他的名字便闻风丧胆。

义纵来定襄之前，这里的治安非常混乱。义纵来到后，就将监狱中二百多个重罪轻判的犯人全都判处死刑，同时又将二百多个私自来监狱探望这些犯人的人抓了起来，说他们想要为犯人开脱罪行，义纵将他们也一起判处死刑。

那天，义纵一下子就杀了四百多人。人们听到这个消息后，都吓得“不寒而栗”。司马迁认为虽然义纵有才能，但毕竟杀人太多，所以在为义纵写传的时候，把他归为“酷吏”一类。

中医知识

养生

中国古代非常重视通过养生来达到健康长寿的目的。养生，也称“摄生”“道生”“卫生”“保生”“寿世”等，就是在衣、食、住、行等生活的各个方面注意爱惜、保护生命。养生是中国人独有的观念，是老祖宗留下的生命智慧和生活经验，至今仍对我们的生命健康有重要的指导意义。

名言谚语

1. 卫气者，所以温分肉，充皮肤，肥腠理，司开阖者也。

——《黄帝内经·灵枢·本脏》

2. 养生先养德。

动动脑、动动手

“八段锦”是一种很好的健身运动方式，在网上搜下它的视频，了解学习一下吧。

第二节　脉中流淌的不只是血，还有气

中医学堂

前面我们谈了运行于脉外的卫气，和卫气相对应的是营气，营气运行于脉中。也许有人会问："脉中不是血吗，怎么还有气？"

这就是中医理论独特的地方。

1. 什么是营气?

营，有的古书上也写作"荣"。其实在金文里，荣字的多种写法中有一种和营字极为相近。后来，营（荣）才有了营养、奉养的意思。

营（金文）

营气是具有营养人体五脏六腑、四肢九窍作用的气。由于营气在血脉中推动血液运行，与血是分不开的，所以经常将营气与血合称"营血"。

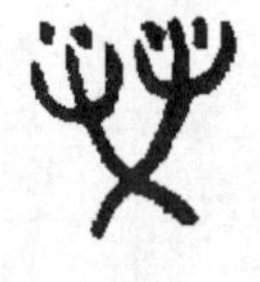

荣（金文写法之一）

现代研究认为，血液是人体输送营养物质的重要工具，人体的正常生命活动所需要的氧气、蛋白质、糖、脂肪、维生素、矿物质等，都要通过血液运输到人体的各部位。这些通过血液运输的营养物质，一方面被不断消耗，一方面又被不断补充，从而维持人体的正常生命活

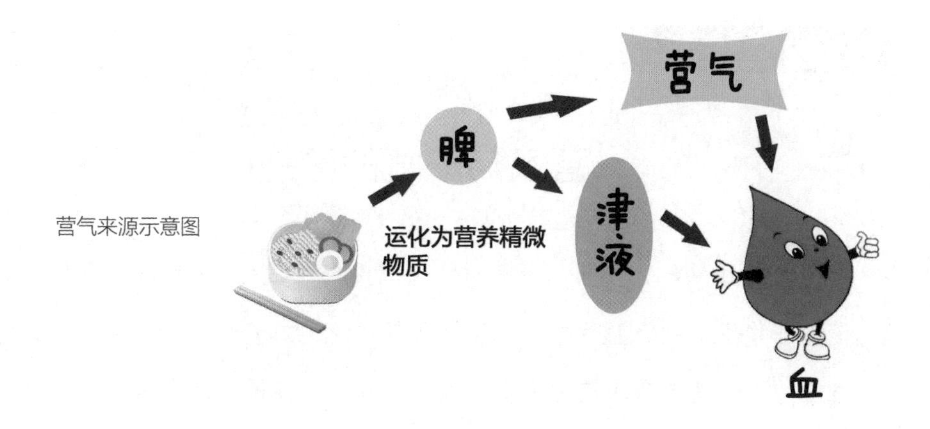

营气来源示意图

动。中医学在形成营血理论时，虽然没有把这些问题说得如此细致，但对营血的认识与现代研究是吻合的。

2. 营气的来源

营气主要来源于日常的饮食，通过脾胃运化，将其中精微、滋润的部分输送到血脉中。这样，水谷中的精气就转化为对人体具有营养作用的营气了。如果脾胃功能好，又能合理饮食，营血化生充足，营行脉中，如环无端，能够到达身体各处，使人健壮。营气充足，人就会表现为精神饱满、思维敏捷、面色红润、容光焕发等。

如果一个人饮食得不到保障，或者脾胃损伤，都会影响食物转化成营气，血得不到充实，脏腑得不到滋养，就会出现营血亏虚的病症，比如面色无华、健忘、乏力、心慌、失眠等。所以中医治疗营虚血少的病人，常常从调理脾胃入手，就是这个道理。

中医书架

营气与卫气的区别

营气和卫气，一个行于脉中，一个行于脉外；一个偏于内在的滋润营养作用，一个偏于外在的温煦防卫作用，二者都是人体中具有重要意义的气。《黄帝内经·灵枢·卫气》说："其浮气之不循经者，为卫气；其精气之行于经者，为营气。"

中医知识

预　防

预防，就是提前防范的意思。还没有病的时候，要积极地采取一些措施，防止病邪侵犯，避免疾病发生；一旦得了病，就得抓紧治疗，防止病情加重。小的时候我们要打各种预防针，这样就可以避免一些疾病的发生。但是，还有很多病通过打预防针是没有办法预防的，只能靠自己在饮食、作息、运动等方面多加注意，这就是养生的主要内容。

名言谚语

1. 营卫者，精气也；血者，神气也。故血之与气，异名同类焉。

——《黄帝内经·灵枢·营卫生会》

2. 若要安，三里常不干。

动动脑、动动手

有些病要靠打预防针预防，有些病是可以靠强身健体避免的，赶快行动起来，制订一个健身计划吧。

第三节　一刻不停的呼吸

中医学堂

活着的人，每时每刻都要喘气，也就是呼吸。如果说某个人停止了呼吸，那就意味着他离开了人世，生命宣告结束了。由此可知，呼吸对人是多么重要。

那么，人是靠什么呼吸的呢？你肯定能毫不犹豫地回答："肺！"的确，我们的呼吸与肺有最为密切的关系。

1. 肺主呼吸

呼吸是一个吐故纳新的过程，这项工作主要由肺来完成。古人说肺就像个橐龠（tuó yuè），不停地把清气吸进来，并把浊气排出去。橐龠，是古时候一种类似我们今天所说的风箱的东西。

正常的呼吸，是均匀的，不快也不慢。一呼一吸，也叫"一息"。一息的时间很短，正常情况下，成年人每分钟呼吸约16～20次。儿童呼吸频率比成人快，每分钟可达20～30次。有个成语叫"间不容息"，形容时间紧迫，中间都容不得喘一口气。还有个成语叫"瞬息万变"，瞬指一眨眼，息即一呼一吸，这句成语的意思是说在极短的时间内事情发生了很多变化。

想要正常的呼吸，还需保持呼吸道的通畅，这就需要鼻、咽、喉、气管等都不能堵塞。一旦这些地方被堵住了，就会感到憋气、呼吸困难，严重的还会危及生命。所以，同学们一定要注意，不要往鼻子里放东西，吃东西时也要小心，防止异物进入气管。

2. 肾主纳气

中医认为，呼吸虽然由肺主管，但还需要有其他脏腑的协助，其中肾的作用最为突出。我们吸进清气之后，会有个自然的短暂停顿，这样的呼吸才从容、有深度。而负责让清气深入、下沉、停留的工作，是由肾来完成的，中医称作“肾主纳气”。纳，在这里是收纳、潜藏的意思。

如果清气刚刚吸进来，不经停留就呼出去，这样呼吸就比较表浅，呼吸会比较快，甚至出现哮喘，中医认为是“没根”，严重的要通过补肾的办法治疗。

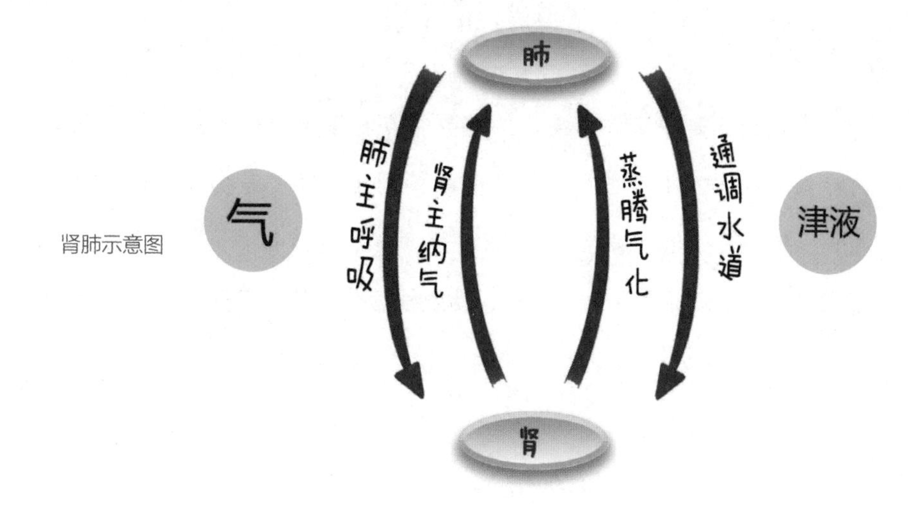

肾肺示意图

3. 哮与喘的区别

呼吸方面的疾病，最常见的是哮喘。严格点说，喘表现为呼吸困难、急促、张口抬肩、鼻翼扇动，甚至不能平卧。如果同时嗓子还出现声响，就是哮。由于哮和喘总是好“结伴”，所以大家一般都称“哮喘”。

中医书架

肺为华盖

肺叶白莹，谓之华盖，以覆诸脏。虚如蜂窠，下无透窍，吸之则满，呼之则虚，一呼一吸，消息自然，司清浊之运化，为人身之橐籥。

（出自李中梓《医宗必读》）

中医知识

辨证论治

辨证论治是中医诊治疾病的重要特点和原则。辨证，就是根据疾病的症候表现，对疾病进行分析和判断，概括出这个病在当前最关键的问题——病因、病位、病性等，得出一个结论，这就是“证”。比如感冒，是风寒、风热，还是其他。论治，就是根据“证”进行有针对性的治疗。

名言谚语

1. 人一呼脉再动，气行三寸；一吸脉亦再动，气行三寸。呼吸定息，气行六寸。

——《黄帝内经·灵枢·五十营》

2. 一药一性，百病百方。

动动脑、动动手

同学们，空气清新的早晨是锻炼身体、增强肺功能的好时机。制订一个早起锻炼的计划，与同学比比看谁能坚持下来。

第四节 奇妙的语言

中医学堂

许多动物都有自己的语言，比如鸟类可以通过叫声向同伴发出信息，猴子可以用不同的声音来表达不同情感。与动物相比，人类的发音是独一无二的。因为人类拥有非常完善的语言体系，可以表达极其复杂的意思。据科学家研究，人类拥有真正语言的历史大约是5万年。

1. 语言需要多个器官的合作

中医对人发音研究的记载，最早见于《黄帝内经 · 灵枢 · 忧恚无言》，文中说到声音的发出依赖于喉咙、会厌、口唇、舌的配合。当然这只是外部的器官，语言还要受内部脏腑的支配。

宋代杨士瀛编写的《仁斋直指方》中说："心为声音之主，肺为声音之门，肾为声音之根。"也就是说，正常的声音与心、肺、肾的关系最为密切。

中医理论认为，心为君主之官，藏神且开窍于舌，人要不要说话、说什么、怎么说，以及发音高低，都由心来主宰。一旦"心君失明"，可能会语无伦次。因此，我们常把真诚的语言称"心里话""心声"。

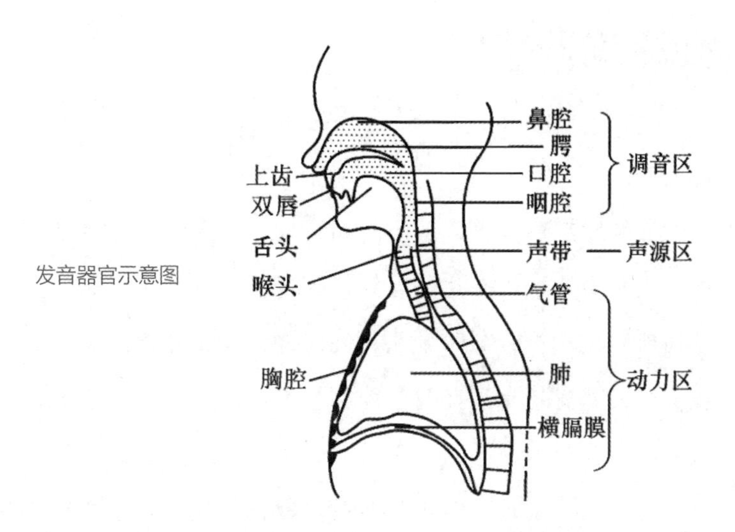

发音器官示意图

肺主气，声音必须由肺气冲击而发出，所以肺为声音之门。嗓子哑了，有时就是肺的缘故，主要有两种情况，一种是肺感受邪气，嗓子发不出声音，中医称为“金实不鸣”，就像一口钟，将里边塞满东西，再敲就发不出声音了。还有一种情况是，肺气虚损，无力发声，声音嘶哑或说不出话来，中医称为“金破不鸣”，好比一口钟残破了，敲击时也发不出正常声音。

肾藏精，为先天之本，所以肾为声音之根，是声音的底气所在。如果肾虚，说话就会没有气力，声音微弱。

2. 语音是有差别的

正常情况下，人的声音由于性别、年龄的差异而有不同的特点。比如男子声音较为粗犷，女性相对高尖；儿童声音清脆明快，老人则浑厚重浊，但都具有自然清晰、和谐流畅、抑扬有序的共同特点。

声音还与情绪有关，通常是因喜而笑、因乐而歌、因怒而吼、因悲而哭、因爱而绵、因娇而柔。

中医书架

舌 耕

三国时期的贾逵，从小聪颖过人，很爱学习。年幼时，隔壁有位老先生教学生读书，贾逵隔着篱笆一边听，一边小声朗诵，一年四季，从不间断，就这样，到了十几岁时，他已经能熟读经书。由于家里穷，没钱买纸，贾逵就剥下庭院中的桑树皮做书板，有时还把字写在门板或屏风上，边诵边记，不到一年时间，又把《左传》和“五经”读完。后来贾逵当了官，远近许多人都向他求教，贾逵口授经文、诲人不倦，得到的作为酬劳的粮食常常堆满粮仓。因为他得到的报酬是以口授经文而获得的，所以后来人们就把教书称为“舌耕”。

中医知识

扶正与祛邪

扶正与祛邪，是中医治病的基本原则。“正”指正气，好比身体的军队；“邪”指邪气，好比外来的敌人。正与邪的较量决定了疾病的发生、发展。正战胜邪，就会减轻病痛或痊愈；邪战胜正，会加重病情或导致病人死亡。所以，中医治病的指导思想是，扶助正气、祛除邪气，尽最大努力让正气打败邪气。

名言谚语

1. 会厌者，音声之户也。口唇者，音声之扇也。舌者，音声之机也。悬雍垂者，音声之关也。

——《黄帝内经·灵枢·忧恚无言》

2. 大蒜是个宝，常吃身体好。

动动脑、动动手

同学们，平时多注意一下声音的变化，如果嗓音出现异常要及时去看医生。

第五节　食物在身体里要经过几道“门”

中医学堂

我们吃到肚子里的食物，要经过复杂的消化过程，其中的精华被身体吸收利用，糟粕则形成大便排出体外。食物在身体里的变化，要经过七道重要的“门”，合称“七冲门”。冲，为要冲、关隘的意思。

七冲门最早见于《难经·四十四难》：“唇为飞门，齿为户门，会厌为吸门，胃为贲门，太仓下口为幽门，大肠小肠会为阑门，下极为魄门，故曰七冲门也。”

下面我们就简单解释一下这“七冲门”：

飞门，指口唇，是食物进入身体的第一道关口。我们吃东西，首先要张开嘴。为什么叫飞门呢？“飞”字在古代与“扉”字相通，飞门也就是扉门。口唇分上下，犹门扉一样开阖，故称飞门。飞门是最外面的门，相当于院门，和“户门”联系一下，就容易理解它的意思了。户门就是屋门，要进入屋门之前，先要进户外的院门——飞门。

户门，指牙齿，我们吃东西要经过牙齿咀嚼。这是食物进入体内至关重要的一步，如果食物不仔细咀嚼就下咽，不仅下咽困难，而且也不利于消化吸收，所以，同学们一定要注意吃饭不能狼吞虎咽。

吸门，指会厌，食物经过会厌进入食道，食物在这里只是“过客”。

贲门，指胃的上口，即食道与胃交接的部位。贲是膈的古称，而贲门正是食物经过食道穿越横膈的地方。过了贲门，食物就进入到胃里面了。

幽门，指胃的下口，即胃与小肠交接的部位。幽，有深远之意。经过胃加工过的食物由此进入小肠，小肠长而幽深，食物要在小肠停留很长时间，故称为“幽门”。

阑门，指小肠与大肠交会处，也是阑尾所在的地方。食物经过小肠以后，精华已被大量吸收，残渣由此进入大肠。阑有阻拦、遮挡的意思，因为进入阑门之后的食物就属于糟粕，会产生浊气，此处能遮拦浊气上逆，故称阑门。

魄门，指肛门。这里是消化道的最末端。食物残渣在大肠停留之后，形成大便，由肛门排出体外。魄，一说“魄”与“粕”字相通，此为糟粕排泄之处，故称魄门。

食物经过以上七道关口，就完成了消化、吸收和排泄过程。中医很早就认识到，七冲门是关隘，也是疾病易发的部位。一旦这些部位发生病变，就会导致食物受纳、消化、吸收、排泄的异常，出现各种病状，如呕吐、疼痛、消化不良、拉肚子、便秘等。

中医书架

苏东坡看病

过去有很多人找医生看病，只伸手不说话，让医生单凭诊脉了解病情。宋代的大文豪苏东坡很反对“秘其所患而求诊”的做法，他认为用这种方法考验医生的水平，是对自己的健康不负责的做法，为此他专门写了一篇文章批评这样的人。他在文中说：“我请医生看病时，事先就对他们的水平进行了解。当有病时找到某位医生，我一定先告诉他我生病的情况，使医生充分了解我的病情，然后请他进行诊治。通过交流，医生对我的病有了个大体的判断，然后诊脉就不会产生不必要的疑惑。这样，即使医生的水平不是很高，大多都能把我的病治好。我们找医生，目的就是把病治好，怎么能去难为医生呢？”

中医知识

治标与治本

本与标是一对既有联系又有区别的概念。本，原意是指与树根相连的主干；标，原指离树根远的小枝，也就是树梢、末梢。本，有根本、重要的意思；标，是末节、次要的意思。疾病通常是比较复杂的，在治疗的时候，要分清主次、抓住关键，不能眉毛胡子一把抓，认为统统都是重点。当病情危急时，就要解决影响生命的那些症状，比如大出血，不管什么原因要先止住血，这叫“急则治其标”。当病情缓和时，要治疗导致疾病的关键，从根上解决问题，这叫“缓则治其本”。当然有时也可以标本并重，但不可本末倒置。

名言谚语

1. 饮食自倍，肠胃乃伤。

——《黄帝内经·素问·痹论》

2. 吃饭慢吞吞，赛过吃人参。

动动脑、动动手

吃饭也要有好习惯，结合自己的饮食习惯，与同学们交流一下怎样吃饭才更好。

第六节　睡眠：人生的三分之一

中医学堂

睡眠是人类不可缺少的一种生理需求。每个人的一生当中，大约有三分之一的时间在睡觉。所以说，睡眠是人生中的一件大事。

1. 神宁才能安眠

中医认为，睡眠是心神安宁、卫气潜藏，身体处于休息的状态。睡眠时，除了最基本的生命活动，如呼吸、心跳等，其余的对外活动都处于相对静止中。

睡眠良好是身体健康的标志之一，但总有人会失眠。唐朝杜甫《茅屋为秋风所破歌》中提到自己因忧心国家命运而失眠："自经丧乱少睡眠，长夜沾湿何由彻！"意思是，自从战乱以来，我就很少睡眠，在这样漫长的夜晚，如何才能挨到天亮？

《黄帝内经》很早就从医学角度探讨失眠了。失眠，也称作"夜不瞑""目不瞑""不得卧"，后来也称"卧不安""不眠""不寐"等。

失眠有好多种，有的入睡难，有的醒了不能再睡，有的时醒时睡，严重的有通宵不能入睡的。有很多原因导致失眠，比如精神压力过大、身体有病、气血不足等。也有由于饮食导致的失眠，比如吃了难消化或兴奋性的东西。

2. 怎样养成良好的睡眠习惯?

要保证良好的睡眠，养成好的睡眠习惯非常重要。

儿童正处在生长发育时期，睡眠越充足越好，一般应保证每天10小时的睡眠。成年人则应保证每天7～8小时。所以，儿童最好晚上8点睡，成年人则应该尽量在晚上9～10点入睡，至晚也应该在11点前入睡，从晚上11点到凌晨是睡眠的黄金时段。

古代没有电，人们通常是日出而作、日落而息。现在的人不同，经常晚睡、熬夜，这样对身体健康是很不利的。

想拥有良好的睡眠，除了习惯外，还要有个好枕头。虽然俗话说“高枕无忧”，但其实枕头不能太高，也不宜太低，还是以适度为好。大体上说，和你的拳头差不多高就可以了。

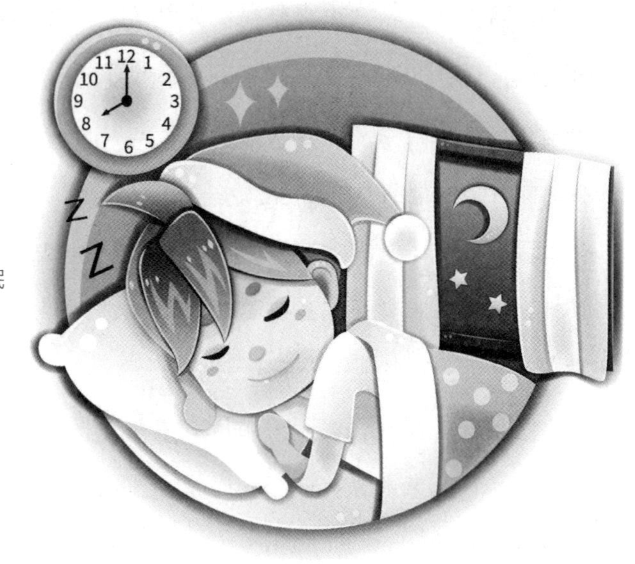

按时睡眠

中医书架

高枕无忧

高枕无忧，源出《战国策》，说的是孟尝君的故事。

孟尝君叫田文，是战国时期齐国的贵族，他的父亲被封于薛国（今山东省滕州市），田文继承了父亲的爵位，所以被称为薛公，号孟尝君。

孟尝君曾经担任齐国宰相，当时家里养了很多食客（古代吃住在贵族家里的人，主要为主人出谋划策），其中，有一位食客叫冯谖（xuān），一开始孟尝君并不怎么喜欢他。有一次，孟尝君派冯谖到薛地去讨债，冯谖不仅没有讨回债来，还烧了借债人的凭据。孟尝君问他为什么要这么做，他说我是为你好啊，看我给你买下了“义”的好名声！弄得孟尝君哭笑不得。

后来，孟尝君被齐王国君解除了宰相的职位，当他回到薛国封地时，老百姓打老远就欢迎他。孟尝君这才明白冯谖为他买下的“义”是什么，高兴地说：“先生给我买的‘义’，我今天看到了！”接着，冯谖又劝他说：“您今天虽然在薛地站住了脚，但这还不够，狡兔三窟，才不会有被猎人杀死的危险，您今天才只有‘一窟’，还不能把枕头垫高，安心地睡觉啊！”

孟尝君听了冯谖的建议，去梁国做了宰相，齐国也再次请他回来做宰相，还在薛地建了宗庙。这时，冯谖说：“您的‘三窟’挖好了，从现在起，可垫高枕头，安心睡觉了。”

这就是“高枕无忧”的来历。由此可见，睡眠好坏与心情是紧密相关的，所以大家要保持一个好心情，才能“高枕无忧”，而不是说枕头越高越好。

中医知识

三因制宜

制宜，就是制订适宜的治病方案。三因制宜包括因时制宜、因地制宜和因人制宜。

因时制宜，就是根据疾病发生或加重的时间，如季节、昼夜、时辰等，采取适宜的方案。

因地制宜，就是根据不同的地域环境、气候特点等，采取适宜的治法。

因人制宜，就是根据病人的年龄、性别、体质等不同特点，采取适宜的治法。

名言谚语

1. 天有昼夜，人有卧起。

——《黄帝内经·灵枢·邪客》

2. 早睡早起，精神百倍；贪床贪睡，添病减岁。

动动脑、动动手

同学们可以试着记录下自己一周的睡眠时间，看看是否符合健康标准，逐步养成健康睡眠的好习惯。

第七节　废物的排出

中医学堂

人活着，就要不断地进食对身体有用的东西，同时也要不断地排出身体里的废物。有进有出，才能保证生命的延续。

1. 废物排出的主要途径

中医认为，排出废物的主要途径有三个，一是皮毛，也就是体表，另外两个是前、后二阴。

通过皮毛排出的是汗。出汗能够调节体温，当天热的时候，我们会感觉身体出汗，甚至汗流浃背。其实，不论天热或天冷，我们的身体都在不知不觉地向外排汗，只是多少不同罢了。

如果一个人在白天动不动就出汗，叫作“自汗”。如果晚上睡着以后出汗，醒了之后就不出了，叫作“盗汗”。自汗或盗汗虽然不是什么大毛病，但都表明身体状况不够好。自汗的人一般容易感冒，盗汗的人通常有内热，应该去看医生，进行调理。

身体的津液向外排泄的另一条途径是小便。小便没排出来之前，贮存在膀胱里，所以《黄帝内经》上说："膀胱者，州都之官，津液藏焉。"

汗和小便都是由身体里的津液产生的，所以当我们出汗多的时候小便就会减少。通常夏天的时候出汗多而小便少，冬天则出汗少而小便多。

肛门是排泄废物的重要通道。它的作用，一是排出身体的废气，二是排出身体里的废物——大便，同时带走少量水分。

与出汗不同，大小便是可以控制的。两者是否正常，往往提示身体的健康状态，有人说大小便是身体健康的"指示灯"，所以中医医生看病会问大小便的情况。

2. 怎样养成良好的排便习惯

有规律地排便，是身体健康的一个标志，尤其是大便，所以，养成良好的排便习惯是非常有益的。

第一，应养成规律排便的习惯，最好每天一次。排便时间最好也是固定的，比如早晨起来，或者睡觉之前。如果还没有形成良好排便习惯，建议你每天早晨去厕所蹲5分钟左右，经过一段时间就能建立起正常的排便习惯。

第二，排便时要集中注意力，不要在这时表现自己学习很用功，也就是说别在排便时看书，还有其他分散注意力的行为，比如看手机、说话、打电话，都是不良习惯。

第三，有便即排，不要拖延。排尽即起，不要长时间蹲在马桶上不起来。

第四，保持肛门清洁，大便后要将肛门擦干净，避免粪便残留。

中医知识

防范“药邪”

大家都知道，药是用来治病的。可你是否想过，如果药吃错了、吃多了、药过期了，或者药本身有质量问题，那么这些药吃进去，不仅不能治病，还会引起新的疾病，这时的药就如同致病的邪气了，所以称为“药邪”，就如“水能载舟亦能覆舟”的道理一样，吃药一定要谨慎！

名言谚语

1. 魄门亦为五脏使。

——《黄帝内经·素问·五脏别论》

2. 是药三分毒。

动动脑、动动手

同学们，上厕所时看书或者玩手机是不好的习惯，请查阅资料后，向你的亲友讲明其中的道理。